Atlas of Perioperative 3D Transesophageal Echocardiography
Cases and Videos

围术期 3D 经食管
超声心动图图谱

病例与视频

编　著　殷伟贤　熊名琛

主　译　唐　红　黄　鹤

天津出版传媒集团

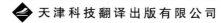

天津科技翻译出版有限公司

著作权合同登记号:图字 02 - 2017 - 33

图书在版编目(CIP)数据

围术期 3D 经食管超声心动图图谱:病例与视频/殷
伟贤,熊名琛编著;唐红,黄鹤主译. —天津:天津
科技翻译出版有限公司,2018.8
书名原文:Atlas of Perioperative 3D
Transesophageal Echocardiography:Cases and Videos
ISBN 978 - 7 - 5433 - 3831 - 9

Ⅰ. ①围… Ⅱ. ①殷… ②熊… ③唐… ④黄… Ⅲ.
①超声心动图 – 图谱 Ⅳ. ①R540.4 – 64

中国版本图书馆 CIP 数据核字(2018)第 087906 号

Translation from the English language edition:
Atlas of Perioperative 3D Transesophageal Echocardiography:Cases and Videos
by Wei-Hsian Yin and Ming-Chon Hsiung
Copyright © Springer Science + Business Media Singapore 2016
This Springer imprint is published by Springer Nature
The registered company is Springer Science + Business Media Singapore Pte Ltd
All Rights Reserved

授权单位:Springer-Verlag GmbH
出　　版:天津科技翻译出版有限公司
出 版 人:刘 庆
地　　址:天津市南开区白堤路 244 号
邮政编码:300192
电　　话:(022)87894896
传　　真:(022)87895650
网　　址:www.tsttpc.com
印　　刷:山东鸿君杰文化发展有限公司
发　　行:全国新华书店
版本记录:787×1092　16 开本　14 印张　300 千字
　　　　　2018 年 8 月第 1 版　2018 年 8 月第 1 次印刷
　　　　　定价:168.00 元

主译简介

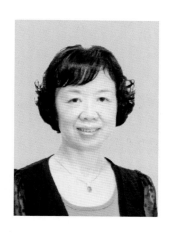

　　唐红，教授，主任医生，硕士研究生导师，四川大学华西医院心内科超声心动图室负责人，从事心血管超声临床、教学和科研工作35年，具有丰富的工作经验。主要研究方向为实时三维超声心动图在心血管疾病诊治中的应用。系四川省学术和技术带头人，四川省卫生计生领军人才，NSFC初评专家。现任中国超声医学工程学会副会长、超声心动图专业委员会副主任委员；中国医师协会超声医师分会委员、超声心动图专业委员会常委；中国医师协会儿科医师分会儿科影像学专业委员会常委；中国医师协会心血管内科医师分会超声心动图专业委员会委员；中华医学会超声分会超声心动图学组成员；中国医学影像技术研究会超声专业委员会委员、超声心动图专业委员会常委；海峡两岸医学卫生交流协会超声医学专家委员会常委；中国医药教育协会超声医学专业委员会常委；中国医疗保健国际交流促进会超声医学分会委员、心脏超声造影学组副组长；四川省医师协会超声医师分会会长；四川医学会超声专业委员会前任主任委员；四川省超声医学工程学会前任会长。作为项目负责人承担国家自然基金及部省级课题多项。主编学术专著3部，主译2部。发表学术论文300余篇，其中SCI收录20余篇，Med收录40余篇，以第一作者及通讯作者发表200余篇。

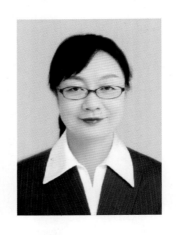

　　黄鹤,四川大学华西医院心脏内科副主任医师、硕士研究生导师。1992年于华西医科大学获医学学士学位,1995年获医学硕士学位,2008年于四川大学获医学博士学位。2000—2001年在日本香川医科大学附属医院交流学习。从事心血管内科及超声心动图医疗、教学及科研20余年,具有丰富的临床经验。现任中国超声医学工程学会超声心动图专业委员会青年委员,四川省医师协会高血压专业委员会委员,四川省声学学会常务理事,成都超声医学工程学会理事,中国医疗保健国际交流促进会超声医学分会心血管超声造影学组委员。主持科研项目4项,参编专著5部,发表论文30余篇。翻译美国超声心动图学会(ASE)和欧洲心血管影像学会(EAVCI)指南《2015成人胸主动脉疾病多方法成像》。

译者名单

主　译　唐　红　四川大学华西医院
　　　　黄　鹤　四川大学华西医院

译　者　（以姓氏笔画排序）
　　　　王　慧　四川大学华西医院
　　　　白文娟　四川大学华西医院
　　　　李娅姣　四川大学华西医院
　　　　张晓玲　四川大学华西医院
　　　　周文霞　四川大学华西医院
　　　　唐　红　四川大学华西医院
　　　　黄　鹤　四川大学华西医院
　　　　梁玉佳　四川大学华西医院
　　　　彭　瑛　四川大学华西医院
　　　　魏　薪　四川大学华西医院

译者前言

超声心动图是心血管影像学的重要组成部分,在心血管疾病的临床诊断、治疗评估和随访中有着重要作用。随着超声成像技术和计算机数据处理能力的提高,超声心动图技术不断发展,实时 3D 超声心动图技术是近 10 多年来取得的最重要的进展之一。该技术以 3D 的思维和视角评价心脏结构和功能,目前已越来越广泛地应用于心血管疾病的诊断和临床决策。3D 经食管超声心动图较经胸超声心动图图像清晰,尤其对于主动脉瓣、二尖瓣、左心耳及房间隔结构的实时显示立体直观,在超声医生和临床医生之间架起了一座桥梁。3D 经食管超声心动图提供了心脏解剖和病理生理细微改变的信息,从而使介入治疗和外科手术效果得以进一步提高。

由中国台湾台北市 Cheng Hsin 总医院超声心动图专家殷伟贤教授和熊名琛教授联合编著的《围术期 3D 经食管超声心动图图谱:病例与视频》,以图文并茂的形式全面、生动地展示了 3D 超声心动图的临床实践应用。全书共 11 章,涵盖了当前 3D 超声心动图在心血管领域应用的各个方面,编者根据自己的临床经验并结合大量临床病例,介绍了 3D 超声心动图在麻醉科、心脏介入和心血管外科的临床应用。本书的亮点在于包含超过 600 幅的超声图像和 400 多个动态视频,丰富了我们的知识。

由四川大学华西医院心内科超声心动图室的多位专家联合将这本图谱翻译成中文,译文忠实于原著。我们相信这本图谱对超声心动图医生、心内科医生、心外科医生、研究生和进修生均有很高的参考价值,有助于提高心内科介入及心外科围术期应用 3D 经食管超声心动图的水平,并对我国 3D 超声心动图的发展和临床应用起到积极的推动作用。由于译者水平有限,不当之处敬请批评指正。

唐红　黄鹤

2018 年 5 月 31 日

前　言

　　经食管超声心动图在患者行外科开胸手术和经导管介入治疗的围术期治疗中发挥着举足轻重的作用，可为术后患者的治疗决策及监测提供参考信息。计算机技术的进步使得心脏结构 3D 成像得到快速发展，从而提高了超声心动图在手术中的重要作用，并使其成为外科医师的"第三只眼"。

　　理解 3D 超声心动图的原理及心血管疾病的病理生理，对于熟练掌握围术期经食管超声心动图是必不可少的。此外，临床经验也是精通围术期经食管超声心动图的必要条件。本书包含了一系列超过 50 例的少见的有趣病例，可以充实您的知识。对每一例病例先介绍背景信息，之后一步一步地得出诊断及术后结果。本书的亮点在于包含超过 600 幅的超声图像，其中包括 3D 经食管超声心动图、2D 经食管超声心动图、X 线片、X 线透视检查及 CT 扫描等，展示各种不同的心血管病理状态。由于在临床实践中获取的超声心动图是动态图像，在这本病例图谱中我们用了 400 多个视频补充说明静态超声图像。

　　本书共 11 章。第 1 至 3 章主要描述二尖瓣、主动脉瓣、三尖瓣及肺动脉瓣异常；第 4 章主要讨论人工瓣；第 5 章详细介绍主动脉异常；第 6 至 8 章讨论冠状动脉疾病、先天性心脏病及心肌病；第 9 章介绍感染性心内膜炎；第 10 章介绍心脏肿瘤及占位；第 11 章是其他病例。我们希望通过这本书给读者提供 3D 经食管超声心动图的专业指导，丰富他们的临床经验。

　　从下笔到完成，这本书借鉴了既往的经验，特别是我们从以前的书籍 *Practice of Clinical Echocardiography Case Study* 中获得的启发。非常感谢中国台湾台北市 Cheng Hsin 总医院给予我们全力的临床支持，同时也感谢心血管内科及心血管外科同事协助完成围术期 3D 经食管超声心动图检查。最后感谢超声心动图室，尤其感谢 Li-Na Lee、Fang-Chieh Lee 和 Weei-Hsuan Chiang 为本书汇编病例并使之与读者见面。

殷伟贤，MD

熊名琛，MD

缩 写

2D	二维	LVOT	左心室流出道
3D	三维	MI	心肌梗死
Af	心房颤动	MR	二尖瓣反流
AML	二尖瓣前叶	MRSA	耐甲氧西林金黄色葡萄球菌
AO	主动脉		
AR	主动脉瓣反流	MPA	肺动脉主干
AS	主动脉瓣狭窄	MPG	平均压差
ASD	房间隔缺损	MPR	多平面重建
AV	主动脉瓣	MS	二尖瓣狭窄
AVR	主动脉瓣置换	MV	二尖瓣
BNP	脑钠肽	MVR	二尖瓣置换
CABG	冠状动脉旁路移植术	NCC	无冠瓣
CCA	颈总动脉	OM	钝缘支
CT	计算机断层扫描	PA	肺动脉
ECG	心电图	PCI	经皮冠状动脉介入治疗
FL	假腔	PFO	卵圆孔未闭
HV	肝静脉	PML	二尖瓣后叶
ICA	颈内动脉	PPG	峰值压差
IVC	下腔静脉	PR	肺动脉瓣反流
IVS	室间隔	PS	肺动脉瓣狭窄
LA	左心房	PTCA	经皮腔内冠状动脉成形术
LAA	左心耳	PV	肺动脉瓣
LAD	左前降支	PVR	肺动脉瓣置换
LCC	左冠瓣	RA	右心房
LCX	左回旋支	RCA	右冠状动脉
LIMA	左乳内动脉	RCC	右冠瓣
LV	左心室	RV	右心室
LVEF	左心室射血分数	RVOT	右心室流出道

SAM	收缩期前向运动	TL	真腔
SMA	肠系膜上动脉	TR	三尖瓣反流
SVC	上腔静脉	TS	三尖瓣狭窄
SVG	大隐静脉移植	TV	三尖瓣
TAVI	经导管主动脉瓣植入术	TVR	三尖瓣置换
TEE	经食管超声心动图	VSD	室间隔缺损
TH	血栓		

三维经食管超声心动图(3D TEE)简介

　　超声心动图的发展历史始于由单一超声束产生的 A 型超声，随后发展到 M 型,之后出现 2D 超声图像,可用于观察心脏的实时运动。后来又出现了频谱多普勒、彩色多普勒、组织多普勒、斑点追踪技术、3D 重建,以及实时 3D 超声成像等技术。目前,超声心动图仍是最常用的心脏影像学研究方法。由于其具有便携、无创、价格低廉、适用性广泛等特点,超声心动图被广泛用于解读心脏病理方面的临床问题。

　　2D 和 3D 超声心动图的关键区别点在于超声探头内晶片的排列方式及图像的后处理过程不同。在常规的 2D 超声探头内,64~128 个压电晶体元件排列成一排;而 3D 超声采用了矩阵探头,探头内包含有超过 2500 个压电晶体元件。这一系统可采集 3D 图像信息,而非单个片状的 2D 图像信息。因此,能够显示 3D 立体图像。探头内的压电晶体元件呈矩阵排列,需要大量的数字化通道使之连接。为降低能量消耗和减小连接电缆的直径,几个小型的电路板被整合组装进探头,使得探头内可形成部分超声束。采用重建技术获得的超声图像质量主要依赖于 2D 超声图像的质量,患者或探头的轻微移动以及患者的心律不齐都会导致拼接错位。新的技术通过呼吸门控、心电门控等方式改善了多平面、门控图像采集,减少了拼接错位的发生。

　　目前,3D 立体模式包括:实时 3D、3D 局部放大、3D 全容积、3D 彩色多普勒等模式。首先,实时 3D 超声是一种实时显示的 3D 模式,显示为金字塔形的图像数据库,可快速形成 3D 图像并显示经食管探头移动的实时变化。其次,3D 局部放大模式显示为放大的去顶金字塔形图像数据库。仔细放置取样框位置并调整扇角宽度对于优化图像质量很重要。3D 局部放大模式适于显示二尖瓣、三尖瓣或左心耳等结构。二尖瓣的鸟瞰图反映从左心房面的外科视角,能提供更详细的信息。第三,3D 全容积模式采集的图像为更大心脏容积的金字塔形图像数据库,由预设好的1~6 个心动周期内采集的窄角金字塔形图像数据合并而成。采集的金字塔形 3D 全容积图像可在离线状态下经旋转、切割处理以显示其内部的特定结构。最后,3D 彩色多普勒模式与 3D 全容积模式的采集相似,只是数据库更大,其可显示血流束的方向、范围以及血流的周围毗邻结构。

　　总之,3D 经食管超声心动图技术增强了对解剖的认知,提高了诊断的准确性,为临床实践中遇到的复杂心血管问题提供了新的视角。此外,3D 经食管超声心动图增进了围术期心脏外科医师、心脏内科医师及麻醉科医师之间的交流。结合快速定量分析软件,3D 经食管超声心动图有助于准确呈现围术期患者的相关情况。

目　录

第 **1** 章　二尖瓣疾病

摘　要

　　本章介绍了二尖瓣脱垂、连枷样变、二尖瓣环钙化、风湿性心脏病以及由于二尖瓣收缩期前向运动行二尖瓣置换术或二尖瓣修复术的病例。

　　无论何种二尖瓣疾病,TEE 评估通常从系统的二尖瓣的 2D 超声检查开始。3D 经食管超声心动图(3D TEE)从左心房向下对二尖瓣进行观察的二尖瓣鸟瞰图可以反映外科医师视角,显示二尖瓣的细微结构和功能。此外,二尖瓣修复术关闭胸腔前可在需要时进行超声心动图评估,以改善手术效果。

1.1　二尖瓣后叶脱垂行二尖瓣修复术

　　女性,59 岁,患心脏瓣膜病,二尖瓣重度反流,反复发生心悸和劳力性呼吸困难。听诊:心律齐,心尖区可闻及 3/6 级收缩期杂音。ECG:窦性心律伴非特异性 ST-T 段改变。胸部 X 线片:心脏扩大。手术:二尖瓣及三尖瓣修复术。

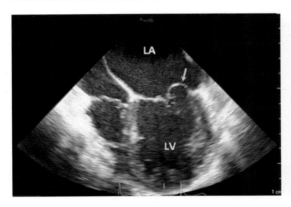

图 1.1   2D 经食管超声心动图（2D TEE）四腔心切面，显示二尖后叶脱垂（箭头）及左心房增大。⊙

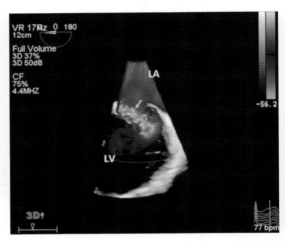

图 1.4   3D TEE，彩色多普勒显示重度二尖瓣偏心性反流（箭头）。⊙

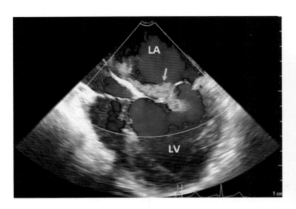

图 1.2   2D TEE，彩色多普勒显示重度二尖瓣偏心性反流（箭头）。⊙

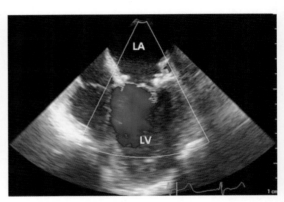

图 1.5   2D TEE，二尖瓣修复术后，彩色多普勒显示二尖瓣关闭良好，无残余二尖瓣反流。

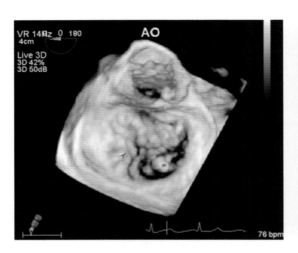

图 1.3   3D TEE 二尖瓣鸟瞰图，显示二尖瓣后叶 P2 区脱垂（*）伴腱索断裂（三角箭头）。⊙

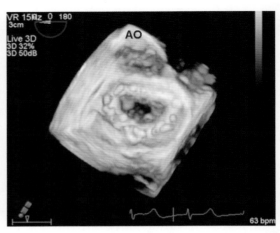

图 1.6   3D TEE 二尖瓣鸟瞰图，显示修复后的二尖瓣及缝线。⊙

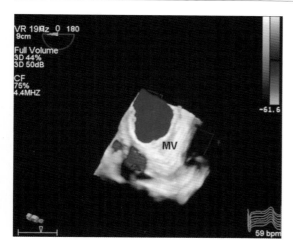

图 1.7　3D TEE,彩色多普勒显示修复术后的二尖瓣无残余反流。

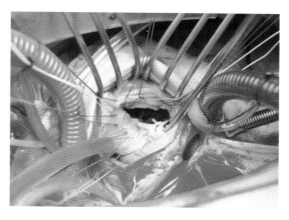

图 1.8　二尖瓣修复术中照片,显示二尖瓣后叶 P2 区脱垂。

要点

　　二尖瓣后叶 P2 区是最常见的导致二尖瓣反流的脱垂部位,其修复成功率很高。

1.2 二尖瓣前、后叶脱垂行二尖瓣置换术

男性,73 岁,有心脏瓣膜病史 10 年。患者有呼吸困难、气促、心悸等症状。听诊:心律不齐,心尖区可闻及 2/6 级收缩期杂音。ECG:心房颤动伴快心室率和左心室肥大。胸部 X 线片:心脏扩大。心导管检查:重度二尖瓣反流,左心房增大,左心室壁搏动幅度弥漫性减低,LVEF=47%。手术:二尖瓣置换术、三尖瓣成形术和心房颤动消融术。

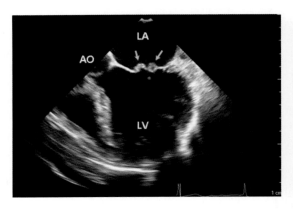

图 1.9 2D TEE 五腔心切面,显示二尖瓣前叶及后叶均脱垂(箭头),左心室增大,二尖瓣环扩张。 ◙

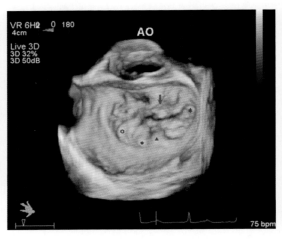

图 1.11 3D TEE 鸟瞰图,显示二尖瓣 A3(箭头)、P1 (o)、P2(●)、P3 区(▲)及后内侧瓣接合处(*)脱垂。 ◙

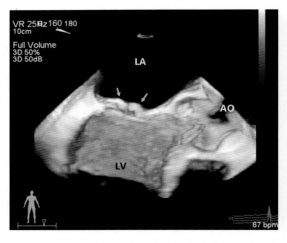

图 1.10 3D TEE 长轴观, 显示二尖瓣前叶及后叶均脱垂(箭头)。 ◙

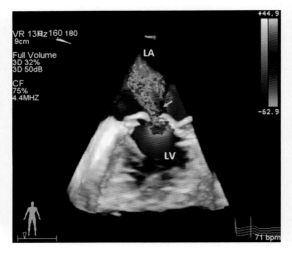

图 1.12 3D TEE, 彩色多普勒显示二尖瓣大量偏心性反流(箭头)。 ◙

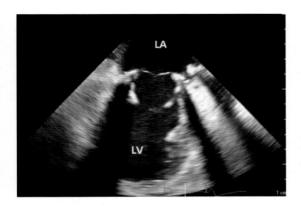

图 1.13　2D TEE 长轴切面, 二尖瓣生物瓣置换术后, 显示二尖瓣关闭正常。

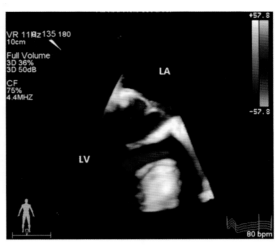

图 1.15　3D TEE, 二尖瓣生物瓣置换术后, 彩色多普勒未见二尖瓣反流。◕

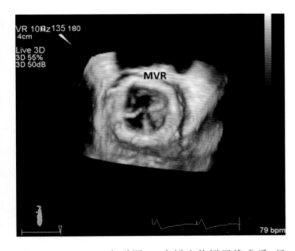

图 1.14　3D TEE 鸟瞰图, 二尖瓣生物瓣置换术后, 显示二尖瓣关闭正常。◕

要点

二尖瓣鸟瞰图是从左心房向下对二尖瓣进行观察, 最接近外科医生的视角。习惯上, AML 在顶部, PML 在底部, 主动脉在二尖瓣上方。

1.3 Barlow 综合征

男性，62 岁，高血压服药控制，反复胸部不适伴呼吸困难。听诊：心律齐，心尖区可闻及 3/6 级收缩期杂音。ECG：窦性心律伴室性早搏。心导管检查：双支冠状动脉病变合并重度二尖瓣反流。胸部 CT 血管造影：主动脉及双侧髂动脉广泛粥样硬化改变，双侧冠状动脉粥样硬化斑。手术：二尖瓣置换术及两支冠状动脉旁路移植术（LAD，RCA）。

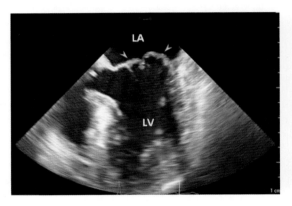

图 1.16 2D TEE 五腔心切面，显示左心房增大，二尖瓣前叶及后叶均脱垂（三角箭头）。

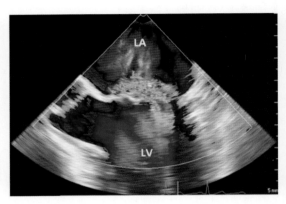

图 1.18 2D TEE 五腔心切面，彩色多普勒显示二尖瓣大量反流（箭头）。

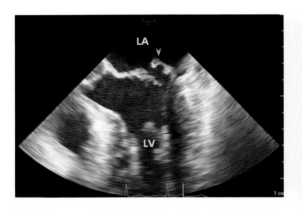

图 1.17 2D TEE 五腔心切面，显示二尖瓣后叶连枷样改变（三角箭头）。

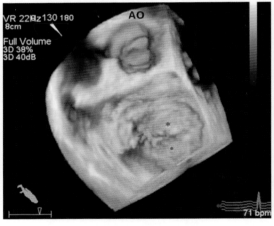

图 1.19 3D TEE 鸟瞰图，显示二尖瓣前叶（*）及后叶（●）均脱垂，二尖瓣瓣下腱索断裂（三角箭头）。

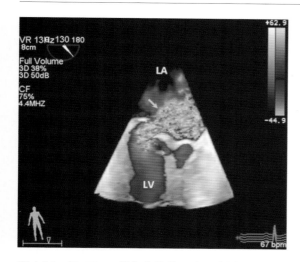

图 1.20　3D TEE，彩色多普勒显示二尖瓣大量偏心性反流（箭头）。

要点

　　二尖瓣反流的 Carpentier 分型是基于二尖瓣叶的活动度。此病例的二尖瓣叶在收缩期达到二尖瓣环水平以上，所以为 Ⅱ 型。

1.4　二尖瓣前叶连枷样改变行二尖瓣修复术

男性,73 岁,患心脏瓣膜病,曾拒绝接受外科手术治疗。1 年后,劳力性呼吸困难症状加重。听诊：心律齐,心尖区可闻及 3/6 级收缩期杂音。ECG：窦性心律,电轴左偏,左心房增大。心导管检查：重度二尖瓣反流,巨大左心房,左心室收缩功能轻度减低,肺动脉高压。手术：二尖瓣、三尖瓣修复术及右冠状动脉旁路移植术(SVG 至 RCA)。

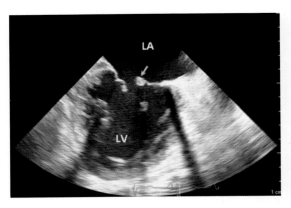

图 1.21　2D TEE 两腔心切面,显示左心房增大,二尖瓣前叶连枷样改变悬浮于左心房(箭头)。◐

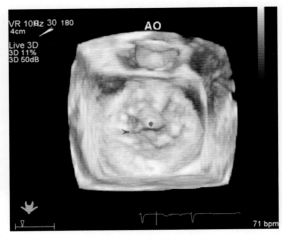

图 1.23　3D TEE 鸟瞰图,显示二尖瓣 A2 区(*)连枷样改变,腱索断裂(三角箭头)。◐

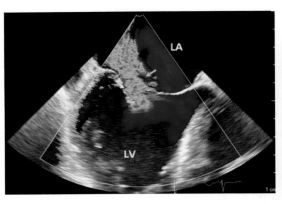

图 1.22　2D TEE 两腔心切面,彩色多普勒显示二尖瓣大量偏心性反流(箭头)。◐

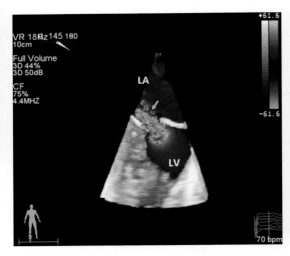

图 1.24　3D TEE,彩色多普勒显示二尖瓣大量偏心性反流(箭头)。◐

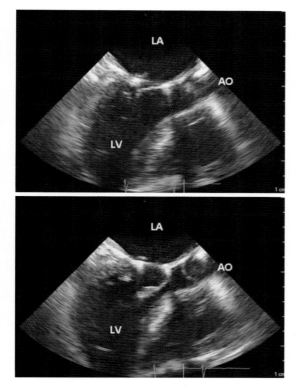

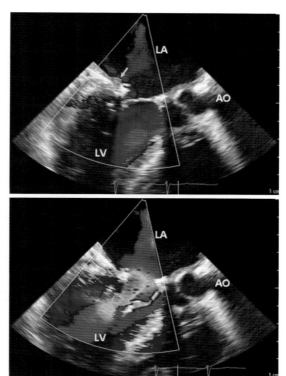

图 1.25 和图 1.26　2D TEE 长轴切面,二尖瓣修复术后,显示二尖瓣功能正常。

图 1.27 和图 1.28　2D TEE,二尖瓣修复术后,彩色多普勒显示二尖瓣叶关闭良好,仅有微量二尖瓣反流(箭头),瓣口前向血流速正常(下图)。

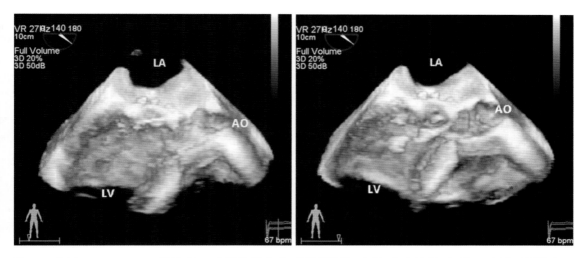

图 1.29 和图 1.30　3D TEE 长轴观,二尖瓣修复术后,显示舒张期(右图)和收缩期(左图)二尖瓣开闭活动正常。

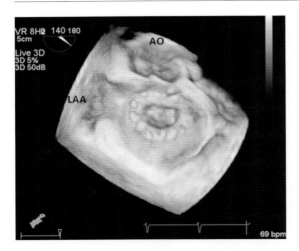

图 1.31   3D TEE 二尖瓣鸟瞰图,二尖瓣修复术后,显示二尖瓣及其缝线和左心耳。

要点

连枷样改变是指二尖瓣叶在收缩期游离悬浮于左心房,伴一根或多根腱索断裂。

1.5   二尖瓣后叶连枷样改变行二尖瓣置换术

男性,72 岁,患二尖瓣疾病、心律失常、心力衰竭及肺水肿,出现劳力性呼吸困难。听诊:心律不齐,心尖区可闻及 3/6 级收缩期杂音。ECG:中等心室率心房颤动伴早期复极。胸部 X 线片:心脏扩大。手术:二尖瓣置换术、三尖瓣成形术及心房颤动消融术。

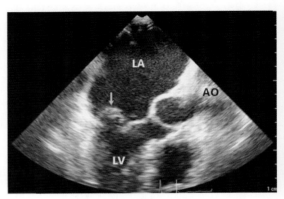

图 1.32   2D TEE 长轴切面,显示左心房增大、二尖瓣后叶连枷样改变(箭头)。

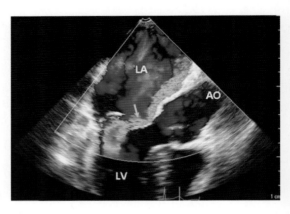

图 1.33   2D TEE 长轴切面,彩色多普勒显示二尖瓣大量偏心性反流(箭头)。

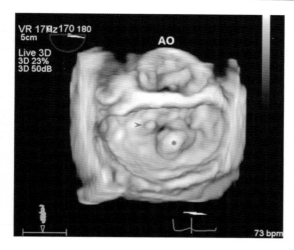

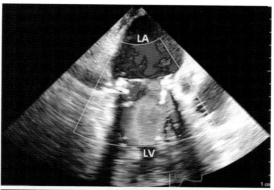

图 1.34　3D TEE 二尖瓣鸟瞰图，显示 P2 区连枷样改变(*)及断裂的腱索(三角箭头)。 ⊙

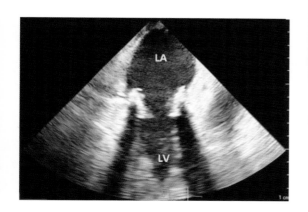

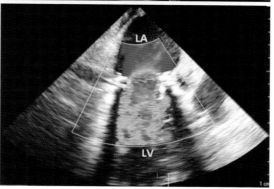

图 1.36 和图 1.37　2D TEE 两腔心切面，二尖瓣生物瓣置换术后，彩色多普勒显示收缩期未见二尖瓣反流(上图)，人工二尖瓣口前向血流速正常(下图)。

图 1.35　2D TEE 两腔心切面，二尖瓣生物瓣置换术后，显示人工瓣功能正常。

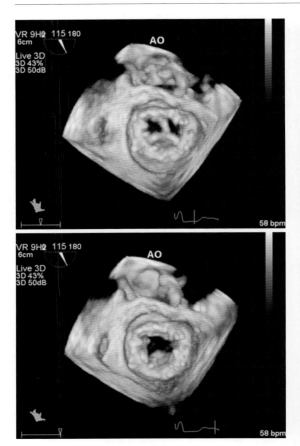

图 1.38 和图 1.39　3D TEE 二尖瓣鸟瞰图, 二尖瓣生物瓣置换术后, 显示人工二尖瓣开闭活动正常, 舒张期(下图)和收缩期(上图)。

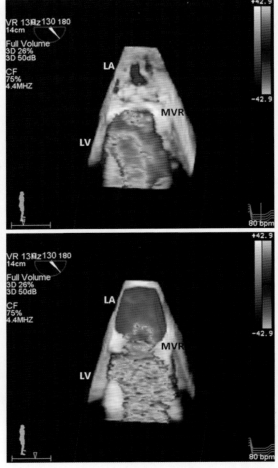

图 1.40 和图 1.41　3D TEE, 二尖瓣生物瓣置换术后, 彩色多普勒显示收缩期未见二尖瓣反流(上图), 舒张期二尖瓣前向血流稍加速(下图)。

要点

　　二尖瓣偏心性反流通常提示存在二尖瓣的结构异常, 需注意仔细观察。

1.6　二尖瓣环钙化行二尖瓣置换术

女性,74 岁,二尖瓣反流病程 10 年。患者有运动耐量下降和全身虚弱无力。听诊:心律齐,胸骨左缘可闻及 3/6 级低调杂音。ECG:窦性心律。心导管检查:重度二尖瓣狭窄(峰值跨瓣压差 12mmHg（1mmHg=0.133kPa）,平均跨瓣压差 10mmHg, 二尖瓣口面积 0.74cm²)。手术:二尖瓣置换术及三尖瓣成形术。

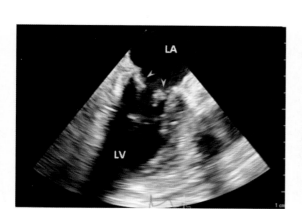

图 1.42　2D TEE 图像,显示二尖瓣增厚(三角箭头)伴瓣环钙化。

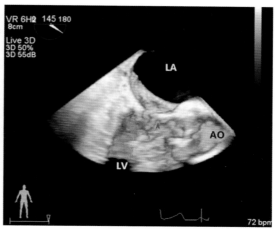

图 1.44　3D TEE 长轴观,显示二尖瓣增厚伴瓣环钙化(三角箭头)。

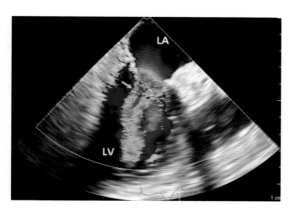

图 1.43　2D TEE,彩色多普勒显示二尖瓣狭窄伴瓣口的高速马赛克样前向血流(箭头)。

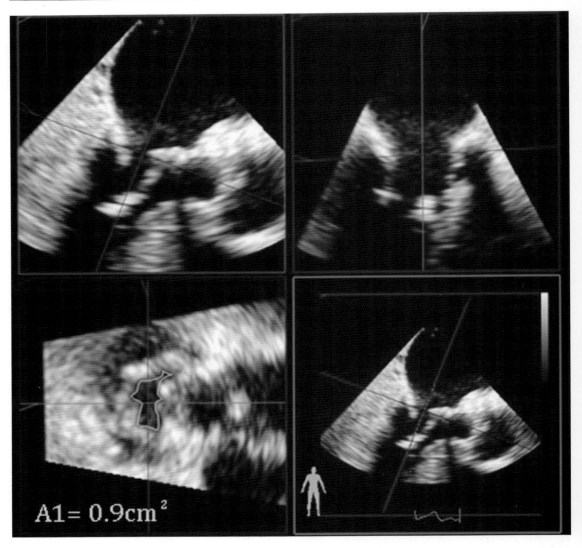

图 1.45　3D TEE 多平面重建图像,显示二尖瓣口面积为 0.9cm²。

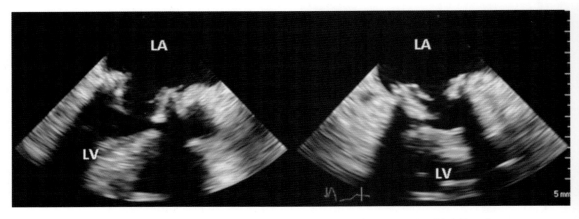

图 1.46　2D TEE 任意多平面图像,二尖瓣生物瓣置换术后,显示人工瓣功能正常。

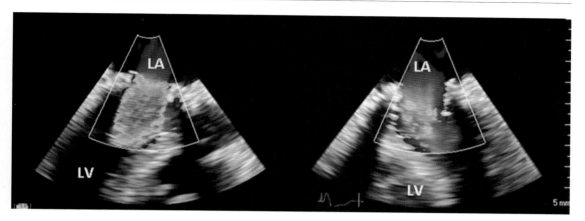

图 1.47　2D TEE 任意多平面,二尖瓣生物瓣置换术后,彩色多普勒显示二尖瓣前向血流速正常。

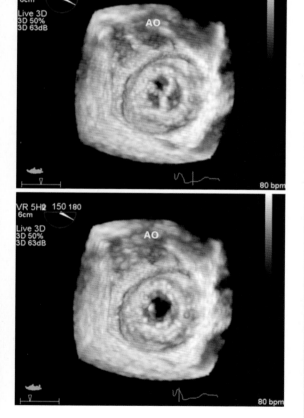

图 1.48 和图 1.49　3D TEE 二尖瓣鸟瞰图,二尖瓣生物瓣置换术后,显示舒张期(下图)和收缩期(上图)人工二尖瓣开闭活动正常。

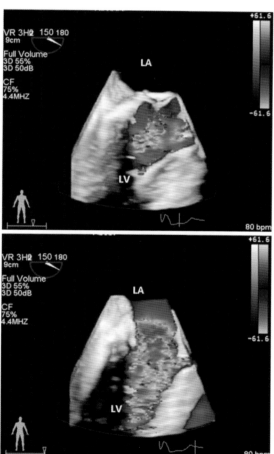

图 1.50 和图 1.51　3D TEE 长轴观,二尖瓣生物瓣置换术后,彩色多普勒显示收缩期未见二尖瓣反流(上图),舒张期二尖瓣前向血流速正常(下图)。

要点

二尖瓣环钙化侵及瓣叶导致的钙化性狭窄常见于老年患者。

1.7 风湿性心脏病行二尖瓣置换术

女性,45 岁,劳力性呼吸困难及咳嗽。外院诊断风湿性心脏病二尖瓣狭窄。此次为行外科手术入院。听诊:心律齐,心尖区可闻及舒张期杂音。胸部 X 线片:左心房增大。冠状动脉 CT:心脏轻度扩大。手术:二尖瓣置换术及三尖瓣修复术。

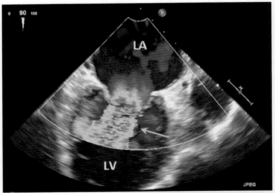

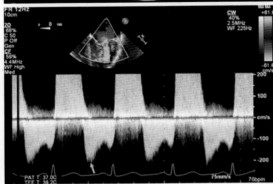

图 1.53 和图 1.54　2D TEE,彩色多普勒(上图)显示二尖瓣狭窄导致舒张期(箭头)高速马赛克样血流。连续波多普勒(下图)显示二尖瓣峰值跨瓣压差亦增高(PPG 为 16mmHg)。

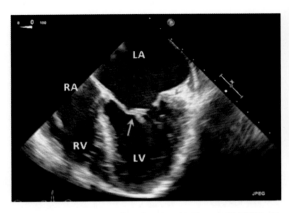

图 1.52　2D TEE 四腔心切面, 显示二尖瓣增厚, 呈"曲棍球"征(箭头)。此外可见左心房增大,二尖瓣环扩张。

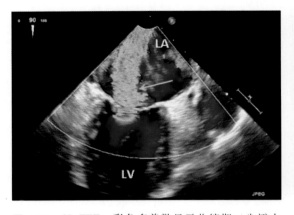

图 1.55　2D TEE,彩色多普勒显示收缩期二尖瓣大量反流(箭头)。

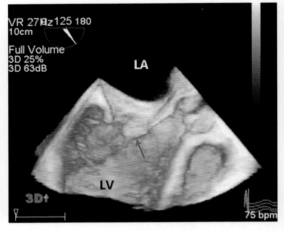

图 1.56　3D TEE 长轴观, 显示二尖瓣增厚伴"曲棍球"征(箭头)。

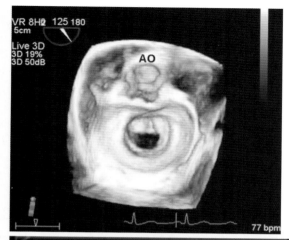

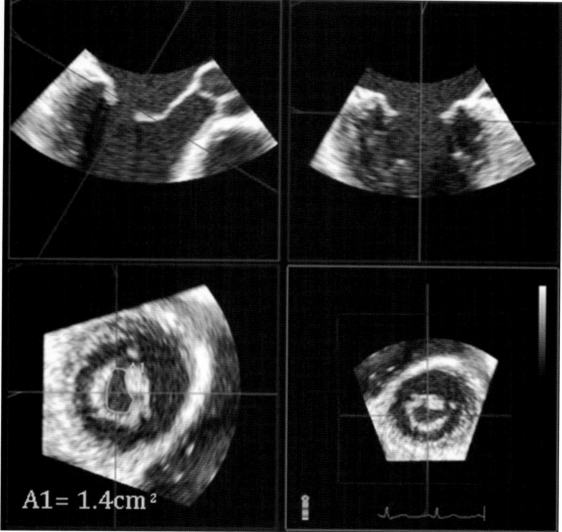

图 1.57 和图 1.58　3D TEE 二尖瓣鸟瞰图(左图)及多平面重建图(右图),显示二尖瓣增厚,二尖瓣口变小,解剖面积为 1.4cm²。

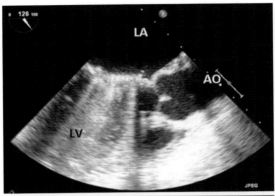

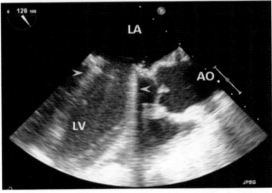

图 1.59 和图 1.60　2D TEE 长轴切面，二尖瓣机械瓣置换术后，显示人工瓣膜的混响（三角箭头），收缩期（上图）和舒张期（下图）二尖瓣功能正常。

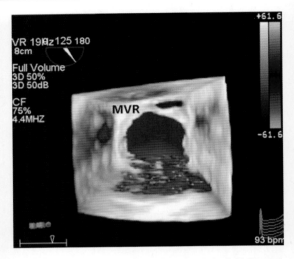

图 1.62　3D TEE，二尖瓣置换术后，彩色多普勒显示二尖瓣前向血流通畅。

要点

风湿性二尖瓣狭窄通常表现为二尖瓣开放受限、瓣交界处融合及瓣下结构钙化。同时，还可见二尖瓣舒张期跨瓣压差增高。

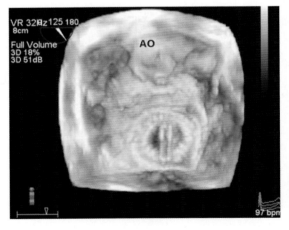

图 1.61　3D TEE 二尖瓣鸟瞰图，二尖瓣置换术后，显示二尖瓣位机械瓣为双叶瓣，舒张期开放正常。

1.8　二尖瓣修复术后收缩期前向运动

男性,77 岁,有重度二尖瓣反流病史,结肠癌术后,患高血压及多发性脑梗死。听诊:心律齐,可闻及 1/6 级收缩期杂音。ECG:窦性心律,偶发室上性早搏。胸部 X 线片:心脏扩大。心导管检查:大量二尖瓣反流。手术:试行二尖瓣修复术失败后行二尖瓣置换术及三尖瓣修复术。

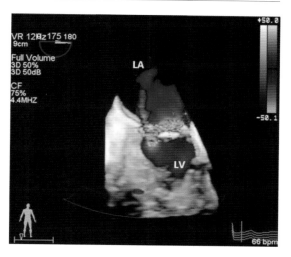

图 1.65　3D TEE,彩色多普勒显示二尖瓣后叶脱垂伴二尖瓣重度偏心性反流(三角箭头)。

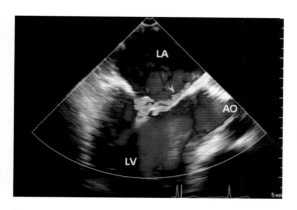

图 1.63　2D TEE 长轴切面,彩色多普勒显示二尖瓣后叶脱垂(红色三角箭头)伴二尖瓣重度偏心性反流(黄色三角箭头)。此外,还可见左心房增大和左心室肥厚。

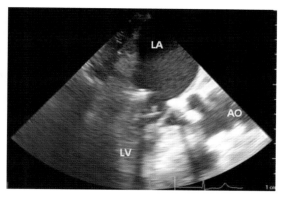

图 1.66　2D TEE 长轴切面,二尖瓣修复术后,显示室间隔增厚,二尖瓣前叶收缩期前向运动(三角箭头)及左心室流出道梗阻。

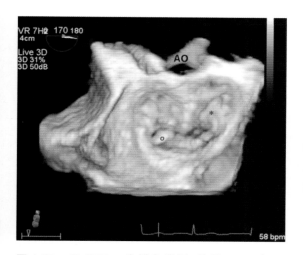

图 1.64　3D TEE 二尖瓣鸟瞰图,显示 P1(o) 和 P3(*)区脱垂。

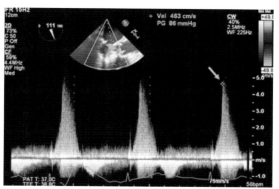

图 1.67　2D TEE,二尖瓣修复术后,连续波多普勒显示由于左心室流出道梗阻所致的主动脉瓣下峰值后移的高速血流频谱,压力阶差为 86mmHg(箭头)。

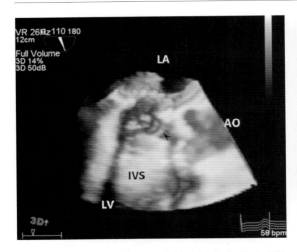

图 1.68 3D TEE 长轴观，二尖瓣修复术后，显示室间隔增厚、二尖瓣前叶收缩期前向运动（三角箭头）及左心室流出道梗阻。

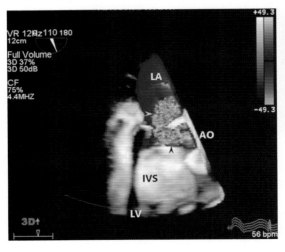

图 1.69 3D TEE 长轴观，二尖瓣修复术后，彩色多普勒显示二尖瓣收缩期前向运动所致重度二尖瓣反流（黄色三角箭头）以及左心室流出道梗阻所致主动脉瓣下湍流（黑色三角箭头）。

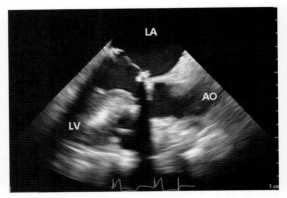

图 1.70 2D TEE 长轴切面，二尖瓣生物瓣置换术后，显示人工瓣功能正常，无二尖瓣收缩期前向运动。

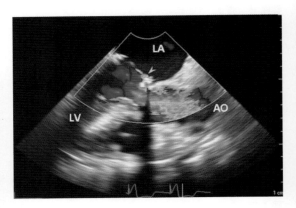

图 1.71 2D TEE 长轴切面，二尖瓣生物瓣置换术后，彩色多普勒显示微量二尖瓣反流（三角箭头），左心室流出道血流正常。

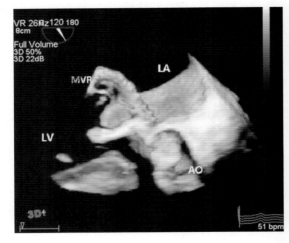

图 1.72 3D TEE 长轴观，二尖瓣生物瓣置换术后，显示人工瓣功能正常，无二尖瓣收缩期前向运动。

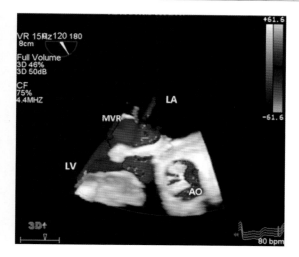

图 1.73 3D TEE 长轴切面，二尖瓣生物瓣置换术后，彩色多普勒显示微量二尖瓣反流，左心室流出道血流正常。

要点

二尖瓣修复术后引起二尖瓣收缩期前向运动的因素包括：前叶短小，后叶较长，左心室腔较小等。

推荐读物

Addetia K, Mor-Avi V, Weinert L, et al. A new definition for an old entity: improved definition of mitral valve prolapse using three-dimensional echocardiography and color-coded parametric models. J Am Soc Echocardiogr. 2014;27(1):8–16.

Akhter N, Zhao Q, Andrei AC, et al. Identification of prolapsing mitral valve scallops by a three-dimensional multiplanar reconstruction method. Echocardiography. 2015;32(1):106–13.

Alfieri O, Lapenna E. Systolic anterior motion after mitral valve repair: where do we stand in 2015? Eur J Cardiothorac Surg. 2015;48(3):344–6.

Ben Zekry S, Spiegelstein D, Sternik L, et al. Simple repair approach for mitral regurgitation in Barlow disease. J Thorac Cardiovasc Surg. 2015;150(5):1071–1077.e1.

Butler TC, Sedgwick JF, Burstow DJ. 3-D assessment of infective endocarditis with anterior mitral valve perforation and flail posterior leaflet. Int J Cardiol. 2015;185:249.

Colli A, Manzan E, Zucchetta F, et al. Feasibility of ante-rior mitral leaflet flail repair with transapical beating-heart neochord implantation. JACC Cardiovasc Interv. 2014;7(11):1320–1.

Fucci C, Faggiano P, Nardi M, et al. Triple-orifice valve repair in severe Barlow disease with multiple-jet mitral regurgitation: report of mid-term experience. Int J Cardiol. 2013;167(6):2623–9.

Fusini L, Ghulam Ali S, Tamborini G, et al. Prevalence of calcification of the mitral valve annulus in patients undergoing surgical repair of mitral valve prolapse. Am J Cardiol. 2014;113(11):1867–73.

Mori M, Yoshimuta T, Ohira M, et al. Impact of real-time three-dimensional transesophageal echocardiography on procedural success for mitral valve repair. J Echocardiogr. 2015;13(3):100–6.

Mukit M, Kagalwala DZ, El-Eshmawi A, et al. Novel presentation of flail mitral valve. J Cardiothorac Vasc Anesth. 2015;29(5):1398–401.

Murugesan V, Pulimamidi VK, Rajappa M, Satheesh S, et al. Elevated fibrinogen and lowered homocysteine-vitamin determinants and their assodiation with left atrial thrombus in patients with rheumatic mitral stenosis. Br J Biomed Sci. 2015;72(3):102–6.

Nanda N, Hsiung MC, Miller AP, et al. Live/real time 3D echocardiography. Oxford: Wiley-Blackwell; 2010.

Otto CM. Textbook of clinical echocardiography. Philadelphia: W. B. Saunders Company; 2000.

Oxorn DC. Intraoperative echocardiography. Philadelphia: Elsevier Saunders; 2012.

Padala M, Sweet M, Hooson S, et al. Hemodynamic comparison of mitral valve repair: techniques for a flail anterior leaflet. J Heart Valve Dis. 2014;23(2):171–6.

Perrino A, Reeves S, Glas K. The practice of perioperative transesophageal echocardiography essential cases. Philadelphia: Lippincott Williams & Wilkins; 2011.

Pinheiro AC, Mancuso FJ, Hemerly DF, et al. Diagnostic value of color flow mapping and Doppler echocardiography in the quantification of mitral regurgitation in patients with mitral valve prolapse or rheumatic heart disease. J Am Soc Echocardiogr. 2007;20(10):1141–8.

Rostagno C, Droandi G, Rossi A, et al. Anatomic characteristics of bileaflet mitral valve prolapse--Barlow disease--in patients undergoing mitral valve repair. Ital J Anat Embryol. 2014a;119(1):20–8.

Rostagno C, Droandi G, Rossi A, et al. Anatomic characteristics of bileaflet mitral valve prolapse--Barlow disease--in patients undergoing mitral valve repair. Ital J Anat Embryol. 2014b;119(1):20–8.

Schaheen LW, Hayanga AJ, Badhwar V. Chordal relocation for repair of anterior mitral leaflet flail: a reproducible option. Multimed Man Cardiothorac Surg. 2014;2014:mmt021.

Sidebotham DA, Allen SJ, Gerber IL, et al. Intraoperative tranesophageal esophageal echocardiography for surgical repair of mitral regurgitation. J Am Soc Echocardiogr. 2014;27(4):345–66.

第 **2** 章　　**主动脉瓣疾病**

摘　要

　　本章主要描述主动脉瓣脱垂、二叶式主动脉瓣、风湿性心脏病，以及主动脉瓣狭窄，治疗后（包括主动脉瓣修复术、置换术或经导管主动脉瓣植入术）的病例。

　　主动脉瓣检查的最佳切面为经食管中段主动脉瓣短轴和长轴切面。与 2D 超声心动图相比，3D 超声心动图可观察瓣膜的整体形态，并通过对主动脉瓣口解剖形态的多平面重建成像，更加准确地评估主动脉瓣的狭窄程度。

2.1　主动脉无冠瓣脱垂

　　男性，58 岁，既往有 B 型预激综合征、慢性阻塞性肺病以及主动脉无冠瓣脱垂导致的重度主动脉瓣反流。患者的主要症状是近期频发的胸痛和劳力性呼吸困难。听诊：心律齐，2/6 级舒张期杂音。胸部 X 线片：心脏扩大。手术方式：主动脉瓣置换术。

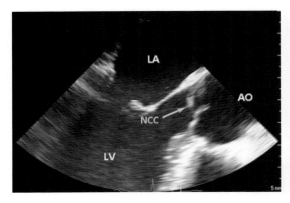

图 2.1　2D TEE 长轴切面,显示无冠瓣(NCC)脱入左心室(箭头)。

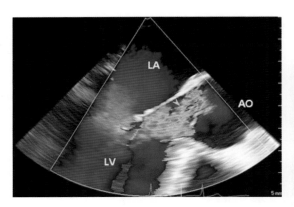

图 2.2　2D TEE 长轴切面,彩色多普勒显示主动脉瓣重度反流(三角箭头)。

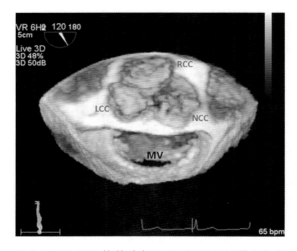

图 2.3　3D TEE 外科手术观,显示 NCC(*)脱入左心室。

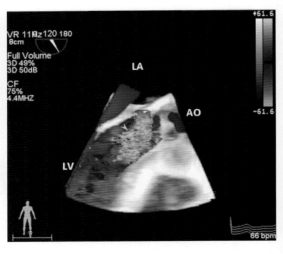

图 2.4　3D TEE 长轴观,彩色多普勒显示主动脉瓣重度反流(三角箭头)。

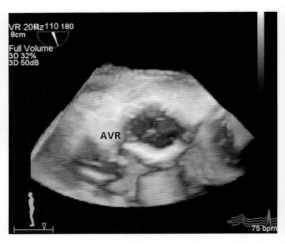

图 2.5　3D TEE 短轴观,显示主动脉瓣生物瓣膜置换术(AVR)后。

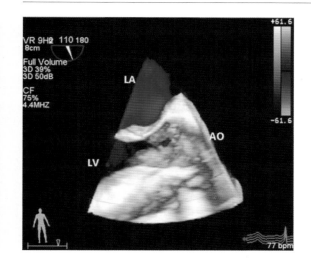

图 2.6　3D TEE 长轴观,生物瓣膜置换术后,彩色多普勒显示主动脉瓣微量反流。◉

要点

　　主动脉瓣脱垂是指主动脉瓣越过瓣环连线,导致舒张期主动脉瓣偏心性反流。

2.2　二叶式主动脉瓣行主动脉瓣修复术

　　男性,24 岁,既往有高血压、主动脉瓣二叶式伴反流病史,并规律服药治疗。患者出现气促、胸闷及不适。听诊:心律齐,胸骨上缘可闻及 1/6 级往返性杂音,心尖区可闻及 1/6 级收缩期杂音。ECG:窦性心律、逆时针转位和左心室肥厚。心导管检查:主动脉瓣二叶式伴重度反流。手术:主动脉瓣修复术及左心室主动脉交界区成形术。

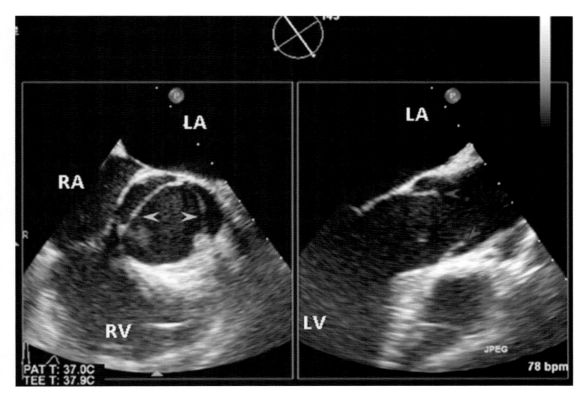

图 2.7　2D TEE 任意多平面,显示二叶式主动脉瓣(黄色三角箭头)瓣口呈卵圆形,收缩期瓣叶开放呈穹隆状(红色三角箭头)。◉

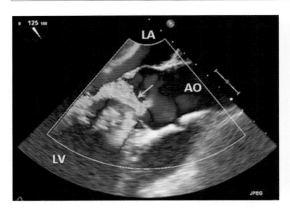

图 2.8　2D TEE 长轴切面,彩色多普勒显示主动脉瓣大量偏心性反流(箭头)。⊙

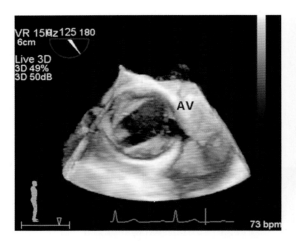

图 2.9　3D TEE 短轴观,显示二叶式主动脉瓣口呈卵圆形(三角箭头)。⊙

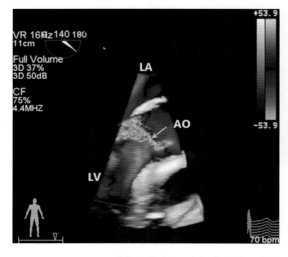

图 2.10　3D TEE,彩色多普勒显示主动脉瓣重度偏心性反流(箭头)。⊙

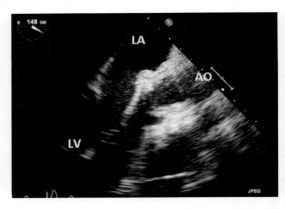

图 2.11　2D TEE 长轴切面,显示主动脉瓣修复术及左心室主动脉连接处成形术后。

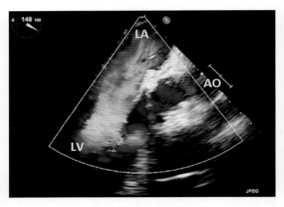

图 2.12　2D TEE 长轴切面,主动脉瓣修复术后,彩色多普勒显示舒张期未见主动脉瓣反流。

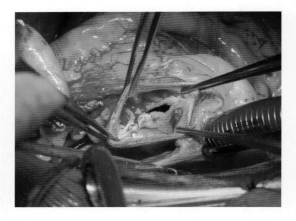

图 2.13　术中图片,显示主动脉瓣呈二叶式。

要点

　　二叶式主动脉瓣患者的瓣膜通常增厚,开放呈穹隆状,但患者在 30 岁前瓣膜少有钙化。

2.3 二叶式主动脉瓣行生物瓣置换术

女性,61 岁,活动耐力及睡眠质量低。患者出现咳嗽、气促。听诊:心律齐,心尖区可闻及收缩期杂音。ECG:窦性心律和顺时针转位。胸部 X 线片:心脏轻度扩大。心导管检查:重度主动脉瓣狭窄,瓣口面积为 0.6cm²。手术:主动脉瓣置换术。

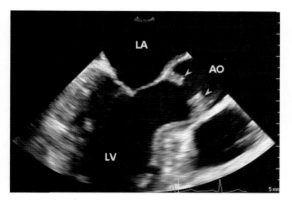

图 2.14 2D TEE 长轴切面,显示二叶式主动脉瓣收缩期开放呈穹隆状(三角箭头)。

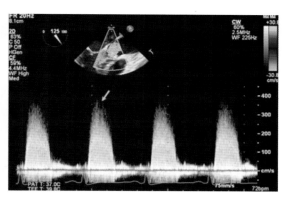

图 2.16 2D TEE,连续波多普勒显示主动脉跨瓣峰值压差达 60mmHg(箭头)。

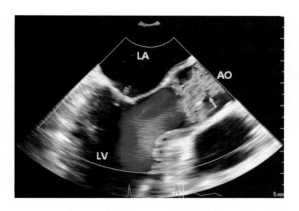

图 2.15 2D TEE 长轴切面,彩色多普勒显示主动脉瓣狭窄(AS)伴高速射流(箭头)。

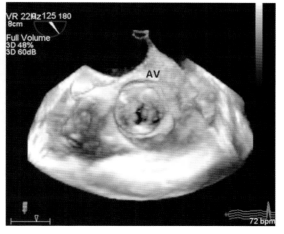

图 2.17 3D TEE 短轴观,显示主动脉瓣呈二叶式(三角箭头),瓣口明显变小。

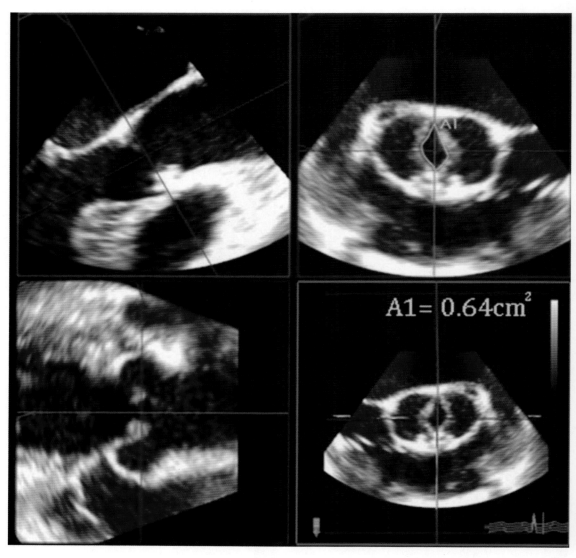

图 2.18　3D TEE 多平面重建(MPR)图像，显示主动脉瓣口面积为 0.64cm²。

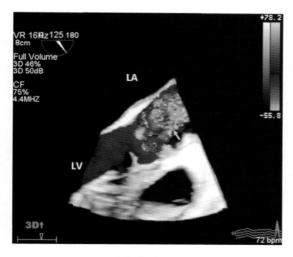

图 2.19 3D TEE,彩色多普勒显示主动脉瓣狭窄所致高速射流(箭头)。

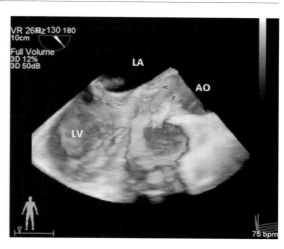

图 2.22 3D TEE 长轴观,主动脉瓣生物瓣置换术后(三角箭头),显示人工瓣膜功能良好。

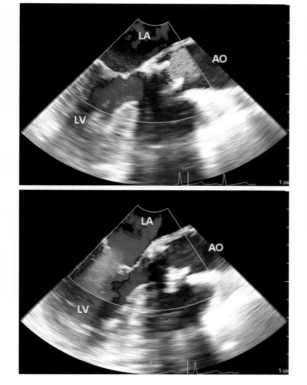

图 2.20 和图 2.21 2D TEE 长轴切面,主动脉瓣生物瓣置换术后,彩色多普勒显示人工瓣膜口收缩期血流稍加速(上图),舒张期瓣口未见反流(下图)。

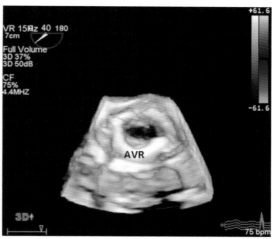

图 2.23 3D TEE 主动脉瓣鸟瞰图,生物瓣置换术后,彩色抑制图像显示人工瓣膜功能良好。

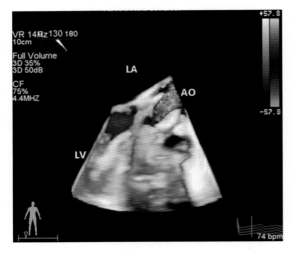

图 2.24　3D TEE 长轴观，主动脉瓣置换术后，彩色多普勒显示人工瓣口血流稍加速。⊙

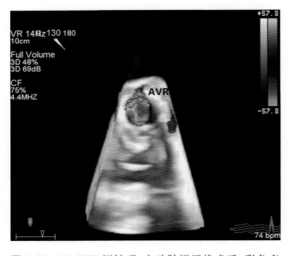

图 2.25　3D TEE 短轴观，主动脉瓣置换术后，彩色多普勒显示人工瓣口血流稍加速。⊙

要点

　　二叶式主动脉瓣是最常见的成人先天性心脏病。大多数患者没有症状，但随着时间的推移可能发展为主动脉瓣狭窄或主动脉瓣反流。目前，全球的瓣膜置换术中，生物瓣的使用占 40% 或以上，主要是带瓣架的猪主动脉瓣和牛心包瓣。

2.4 二叶式主动脉瓣行机械瓣置换术

女性,51 岁,既往有精神分裂症、丙型肝炎、肠粘连病史,有主动脉瓣二叶式畸形,劳力性呼吸困难进行性加重数月。听诊:心律齐,主动脉瓣区及胸骨左缘可闻及 2/6 级收缩期杂音。ECG:窦性心动过速。心导管检查:先天性主动脉瓣二叶式畸形合并有症状的重度狭窄。手术:主动脉瓣置换术。

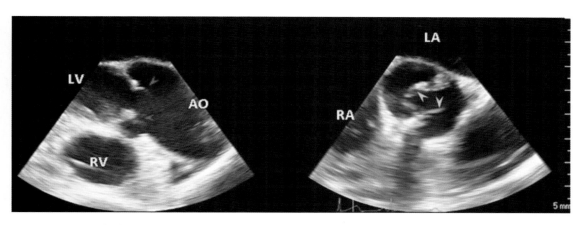

图 2.26　2D TEE 任意多平面,显示主动脉扩张,主动脉瓣二叶式畸形(黄色三角箭头),瓣膜开放呈穹隆状(红色三角箭头)和狭小的椭圆形瓣口。

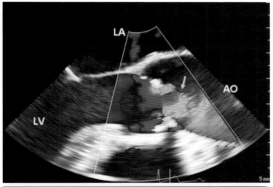

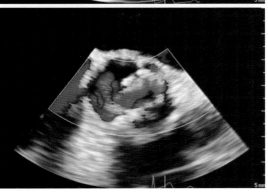

图 2.27 和图 2.28　2D TEE 长轴切面(上图)和短轴切面(下图),彩色多普勒显示主动脉瓣二叶式畸形伴主动脉瓣狭窄(AS)、主动脉瓣口高速血流(箭头)。

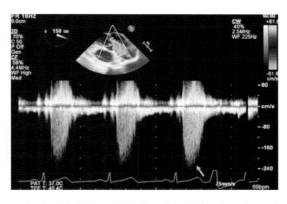

图 2.29　2D TEE,主动脉瓣狭窄,连续波多普勒显示左心室流出道(箭头)峰值压差约 20mmHg。

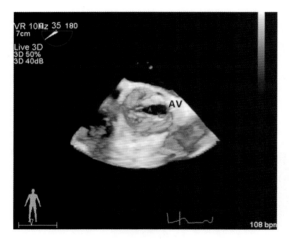

图 2.30　3D TEE 短轴观，显示主动脉瓣二叶式(三角箭头)，瓣口变小呈椭圆形。

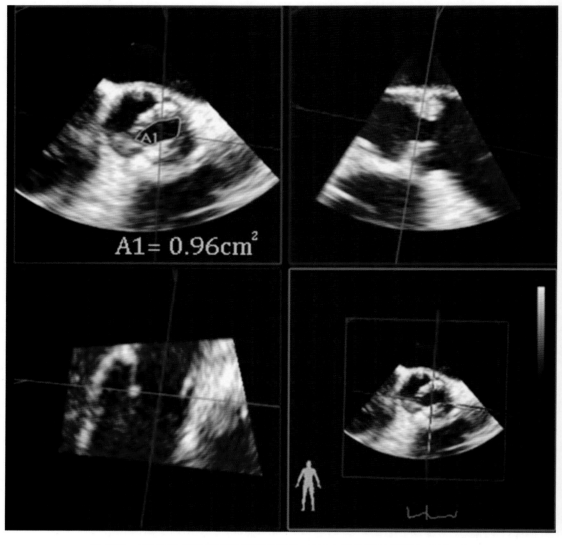

图 2.31　3D TEE 多平面重建(MPR)图像，显示主动脉瓣口面积为 0.96cm²。

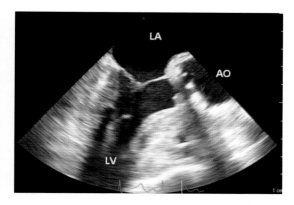

图 2.32　2D TEE 长轴切面，主动脉瓣机械瓣置换术后，显示人工瓣膜(三角箭头)功能良好。

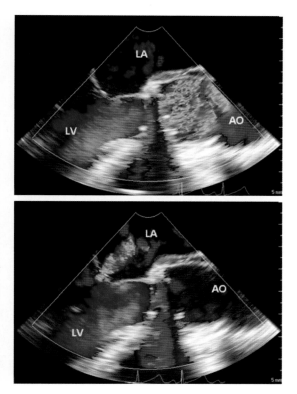

图 2.33 和图 2.34　2D TEE，主动脉瓣置换术后，彩色多普勒显示人工瓣膜口收缩期血流稍加速(上图)，舒张期瓣口未见反流(下图)，轻度二尖瓣反流。

要点

　　主动脉瓣二叶式畸形，瓣叶大小常不对称、导致瓣口呈偏心状。观察人工瓣的最佳切面为经食管中段的长轴和短轴切面，而经食管上段和胃底扫查因图像质量较差而无助于观察。

2.5　风湿性心脏病行二尖瓣及主动脉瓣置换术

　　女性，65 岁，患有风湿性重度二尖瓣狭窄及主动脉瓣狭窄、心房颤动，病史较长，因间歇的劳力性呼吸困难及头晕入院。听诊：心律不齐，心尖区可闻及 2/6 收缩期杂音。ECG：心房颤动，心室率中等。胸部 X 线片：心脏大小正常高限。心导管检查：二尖瓣及主动脉瓣狭窄。手术：主动脉瓣及二尖瓣置换、三尖瓣成形及心房颤动消融术。

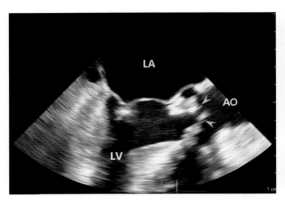

图 2.35　2D TEE 长轴切面，显示主动脉瓣叶钙化，收缩期开放呈穹隆状（三角箭头）。

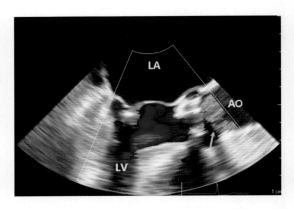

图 2.37　2D TEE 长轴切面，彩色多普勒显示收缩期可见钙化的主动脉瓣口高速血流（箭头）。

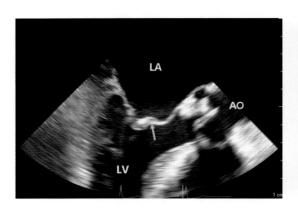

图 2.36　2D TEE 长轴切面，显示舒张期二尖瓣开放受限，呈"曲棍球状"（箭头）。

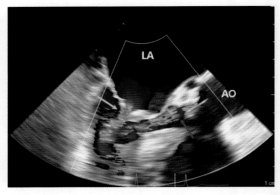

图 2.38　2D TEE 长轴切面，彩色多普勒显示舒张期二尖瓣口高速血流（黄色箭头）及主动脉瓣中度反流（红色箭头）。

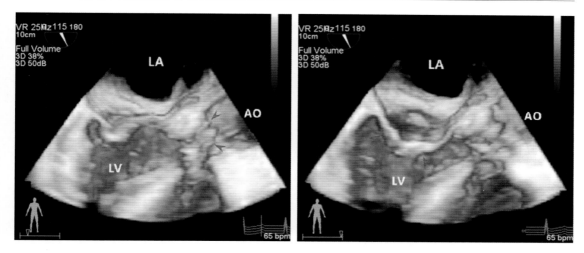

图 2.39 和图 2.40　3D TEE 长轴观, 收缩期(左图)和舒张期(右图), 显示风湿性主动脉瓣狭窄合并风湿性二尖瓣狭窄(三角箭头)。

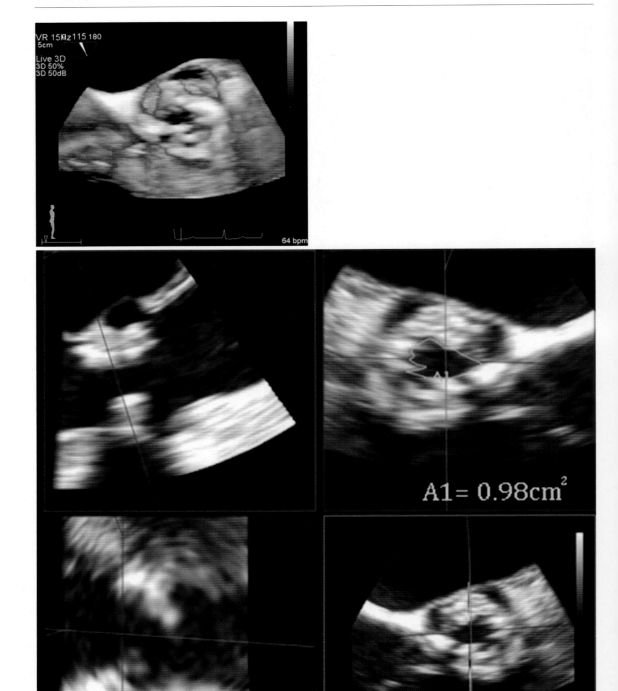

图 2.41 和图 2.42　3D TEE 短轴观(上图)和多平面重建图像(下图),显示主动脉瓣叶交界区融合,瓣口面积为 0.98cm²。

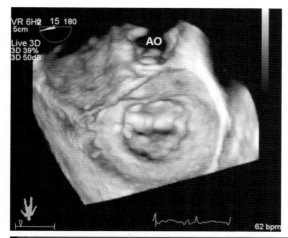

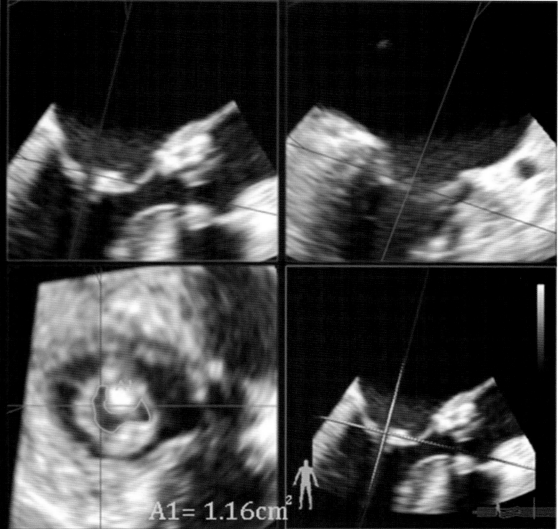

图 2.43 和图 2.44　3D TEE 鸟瞰图（上图）和多平面重建图像（下图），显示二尖瓣口变小，面积为 1.16cm²。

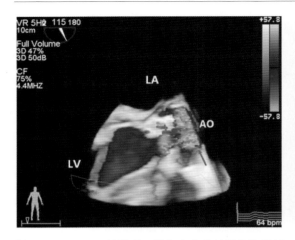

图 2.45　3D TEE 长轴观，彩色多普勒显示收缩期钙化的主动脉瓣口血流加速(箭头)。

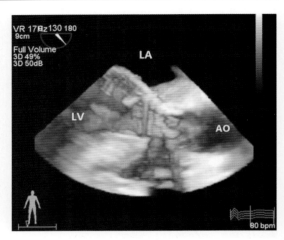

图 2.48　3D TEE 长轴观,主动脉瓣及二尖瓣生物瓣置换术后,显示人工瓣膜功能正常。

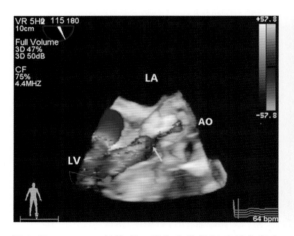

图 2.46　3D TEE 长轴观，彩色多普勒显示舒张期主动脉瓣中度反流(箭头)。

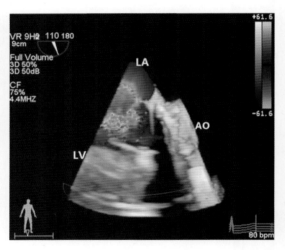

图 2.49　3D TEE 长轴观，主动脉瓣及二尖瓣生物瓣置换术后,彩色多普勒显示二尖瓣口前向血流正常。

要点

　　风湿性心脏病最常累及二尖瓣，风湿性主动脉瓣狭窄可能合并风湿性二尖瓣病变。

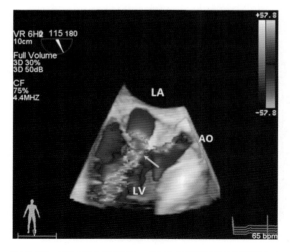

图 2.47　3D TEE 长轴观，彩色多普勒显示舒张期二尖瓣口高速血流(箭头)。

2.6　主动脉瓣狭窄行经导管主动脉瓣植入术

女性,73 岁,既往有哮喘和左侧乳腺癌乳房切除史,因胸痛伴呼吸困难、头晕急诊入院。听诊:心律齐,心尖区可闻及 3/6 级收缩期杂音。ECG:窦性心动过速,左心室肥大伴复极异常,心肌缺血。心导管检查:三支冠状动脉病变、主动脉瓣重度狭窄和二尖瓣重度反流。冠状动脉增强 CT:右冠状动脉开口附壁血栓形成、冠状动脉内可见钙化斑、主动脉瓣钙化和左侧胸腔积液。手术:两支冠状动脉旁路移植术(LAD 和 RCA)、三尖瓣成形术和急诊经导管主动脉瓣植入术(TAVI)。

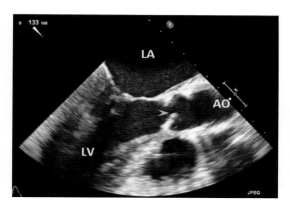

图 2.50　2D TEE 长轴切面,显示主动脉瓣叶钙化(三角箭头)伴狭窄(AS)。

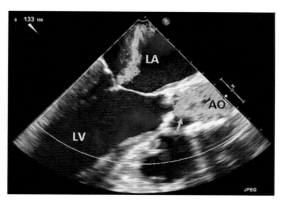

图 2.52　2D TEE 长轴切面,彩色多普勒显示主动脉瓣狭窄伴高速马赛克样血流束(箭头)。

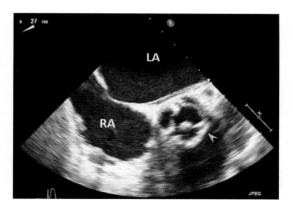

图 2.51　2D TEE 短轴切面,显示主动脉瓣叶钙化(三角箭头)伴狭窄。

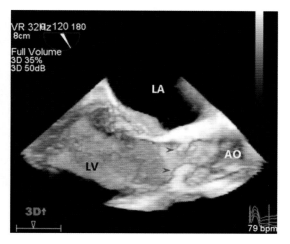

图 2.53　3D TEE 长轴观,显示主动脉瓣叶钙化(三角箭头)伴狭窄。

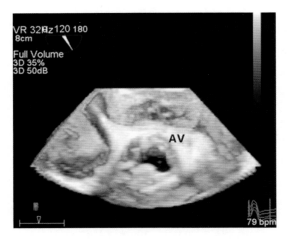

图 2.54　3D TEE 短轴观，显示主动脉瓣叶钙化伴狭窄。⊙

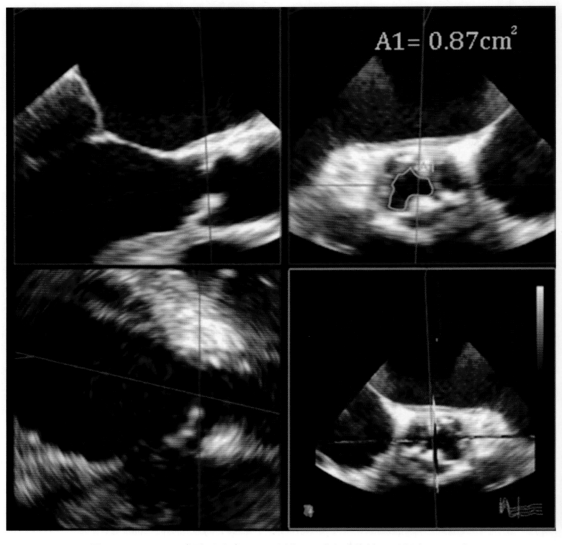

图 2.55　3D TEE 多平面重建(MPR)图像, 显示主动脉瓣口面积为 0.87cm²。

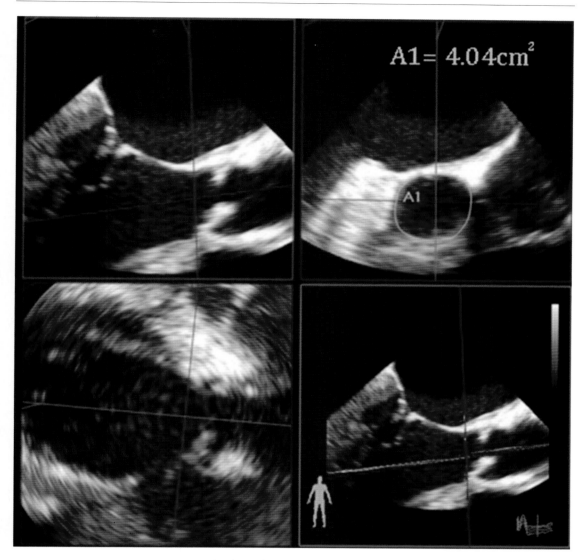

图 2.56 3D TEE 多平面重建图像,显示主动脉瓣环面积为 4.04cm²。

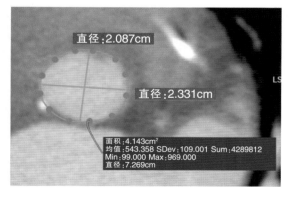

图 2.57 CT 血管造影图像,显示主动脉瓣环面积为 4.14cm²。

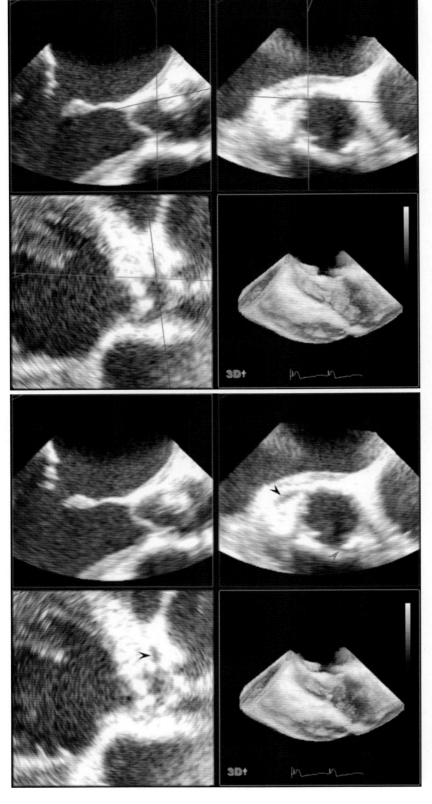

图 2.58 和图 2.59   3D TEE 多平面重建图像,显示主动脉窦、左冠状动脉(黑色三角箭头)和右冠状动脉(红色三角箭头)的解剖关系。

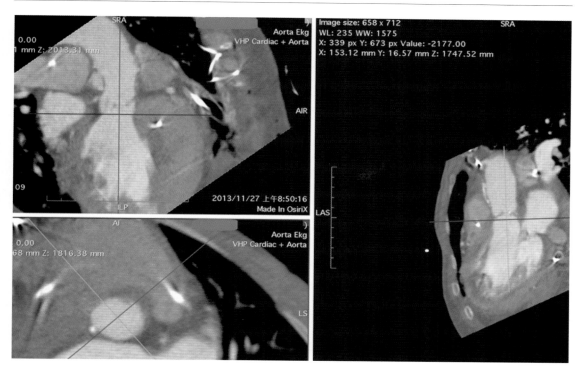

图 2.60　CT 血管造影图像，显示主动脉瓣环及其周围结构的解剖关系。

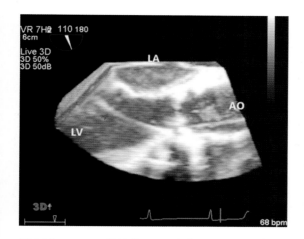

图 2.61　3D TEE 长轴观，TAVI 术中，显示导引导管（三角箭头）经过主动脉瓣口从主动脉进入左心室。

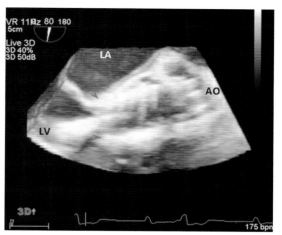

图 2.62　3D TEE 长轴观，TAVI 术中，显示开放的人工瓣膜（三角箭头）。

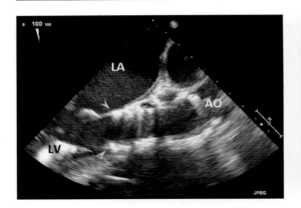

图 2.63　2D TEE 长轴切面，TAVI 术中，显示开放的人工瓣膜（三角箭头）。

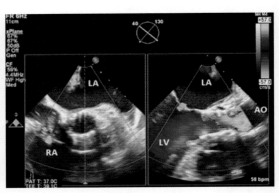

图 2.66　2D TEE 任意多平面，TAVI 术后，彩色多普勒显示正常左心室流出血流。

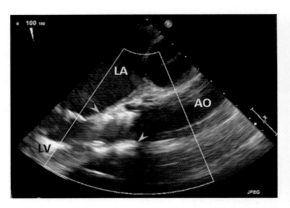

图 2.64　2D TEE 长轴切面，TAVI 术中，彩色多普勒显示人工瓣膜未完全开放时少量瓣周漏（三角箭头）。

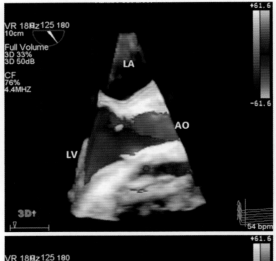

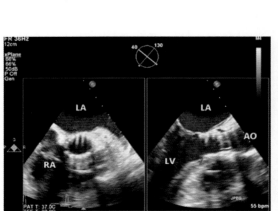

图 2.65　2D TEE 任意多平面，TAVI 术后，显示人工瓣膜（三角箭头）。

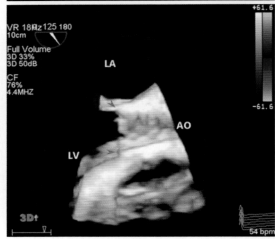

图 2.67 和图 2.68　3D TEE 长轴观，TAVI 术后，彩色多普勒（上图）和彩色抑制图像（下图）显示人工瓣膜（三角箭头）和正常左心室流出血流。

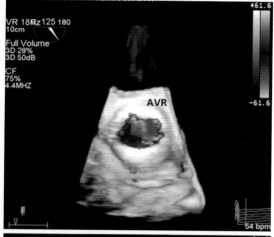

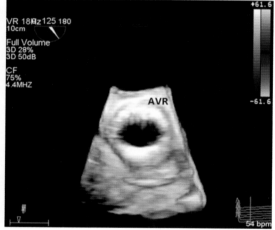

图 2.69 和图 2.70　3D TEE 主动脉瓣鸟瞰图，TAVI 术后，彩色多普勒（上图）和彩色抑制图像（下图）显示正常左心室流出血流和人工瓣膜功能良好。◐

要点

　　当患者无法承受外科开胸手术的风险时，TAVI 术可作为主动脉瓣置换术的另一种选择术式。由于 TAVI 术是一种相对较新的术式，无论是经验丰富的医师还是刚开始开展这种手术的医师都应该了解其重大并发症的超声心动图表现。

推荐读物

Asano R, Nakano K, Kodera K, et al. Ascending-descending aortic bypass and aortic valve replacement for aortic coarctation with bicuspid aortic valve and an aberrant right subclavian artery;report of a case. Kyobu Geka. 2015;68(9):777–9. Japanese.

Chen GL, Li HT, Li HR, Zhang ZW. Transcatheter closure of ventricular septal defect in patients with aortic valve prolapse and mild aortic regurgitation: feasibility and preliminary outcome. Asian Pac J Trop Med. 2015;8(4):315–8.

Davarpasand T, Hosseinsabet A, Jalali A. Concomitant coronary artery bypass graft and aortic and mitral valve replacement for rheumatic heart disease: short- and mid-term outcomes. Interact Cardiovasc Thorac Surg. 2015;21(3):322–8.

Forteza A, Vera F, Centeno J, et al. Preservation of the bicuspid aortic valve associated with aneurysms of the aortic root and ascending aorta. Rev Esp Cardiol (Engl Ed). 2013;66(8):644–8.

Girdauskas E, Disha K, Rouman M, et al. Aortic events after isolated aortic valve replacement for bicuspid aortic valve root phenotype: echocardiographic follow-up study. Eur J Cardiothorac Surg. 2015;48(4):e71–6.

Günaydın ZY, Bektaş O, Karagöz A, Kaya A. Case images: a rare cause of severe aortic valve regurgitation: isolated aortic valve prolapse. Turk Kardiyol Dern Ars. 2015;43(2):208.

Khalique OK, Hamid NB, Kodali SK, et al. Improving the accuracy of effective orifice area assessment after transcatheter aortic valve replacement: validation of left ventricular outflow tract diameter and pulsed- wave doppler location and impact of three-dimensional measurements. J Am Soc Echocardiogr. 2015;28(11):1283–93.

Looi JL, Lee AP, Fang F, et al. Abnormal mitral-aortic inter-valvular coupling in mitral valve diseases: a study using real-time three-dimensional transesophageal echocardiography. Clin Res Cardiol. 2015;104(10):831–42.

Mazzitelli D, Pfeiffer S, Rankin JS, et al. A regulated trial of bicuspid aortic valve repair supported by geometric ring annuloplasty. Ann Thorac Surg. 2015;99(6):2010–6.

Michelena HI, Corte AD, Prakash SK, et al. Bicuspid aortic valve aortopathy in adults: Incidence, etiology, and clinical significance. Int J Cardiol. 2015;201:400–7.

Rönnerfalk M, Tamás É. Structure and function of the tricuspid and bicuspid regurgitant aortic valve: an echocardiographic study. Interact Cardiovasc Thorac Surg. 2015;21(1):71–6.

第 3 章　三尖瓣及肺动脉瓣疾病

摘　要

本章讨论右心瓣膜疾病,包括三尖瓣脱垂、人工三尖瓣再狭窄、肺动脉瓣下狭窄和类癌综合征。

三尖瓣是心腔内最大的瓣膜,而肺动脉瓣叶较薄。3D ZOOM 模式可用以准确评估三尖瓣和肺动脉瓣的瓣叶,而 3D 全容积模式则在观察反流和瓣膜支持结构方面更有优势。

3.1　三尖瓣后叶脱垂行三尖瓣修复术

男性,34 岁,断续出现胸部紧缩感和心悸,既往行室间隔缺损修补术和三尖瓣成形术。听诊:心律不齐,心尖区和胸骨左缘可闻及 2/6 级收缩期杂音。ECG:心房扑动合并完全性右束支传导阻滞。胸部 X 线片:心脏扩大。心导管检查:重度三尖瓣反流合并右心衰竭。腹部超声:下腔静脉及肝静脉扩张。手术方式:三尖瓣再次成形术,部分心包切除术和心房扑动消融术。

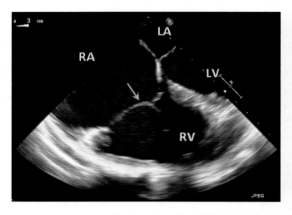

图 3.1　2D TEE 四腔心切面,显示三尖瓣后叶(箭头)脱垂,右心房和右心室扩大,右心功能不全。

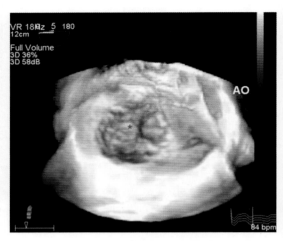

图 3.3　3D TEE 三尖瓣鸟瞰图,显示收缩期三尖瓣后叶(*)脱垂。

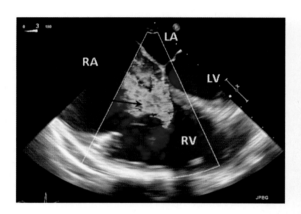

图 3.2　2D TEE 四腔心切面,彩色多普勒显示三尖瓣脱垂致重度偏心性反流(箭头)。

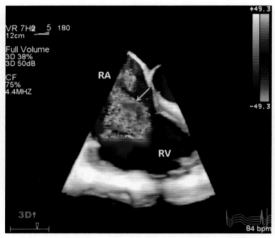

图 3.4　3D TEE,彩色多普勒显示三尖瓣重度偏心反流(箭头)。

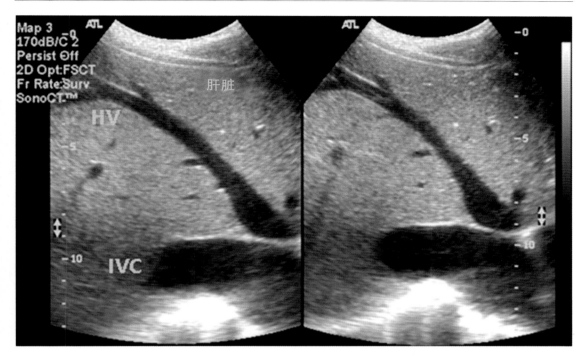

图 3.5　腹部 2D 超声,显示扩张的下腔静脉(IVC)和肝静脉(HV)。

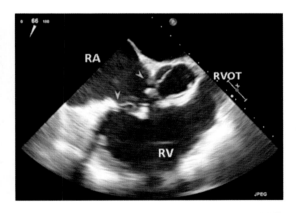

图 3.6　2D TEE 右心室流入–流出道切面,三尖瓣修复术后成形环(三角箭头)。

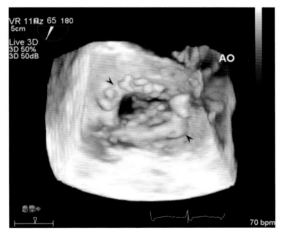

图 3.7　3D TEE 三尖瓣鸟瞰图,三尖瓣成形术后,显示手术缝线和成形环(三角箭头)。

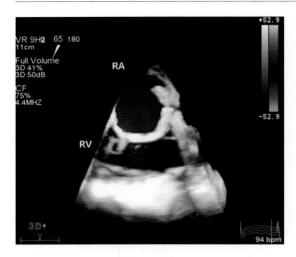

图 3.8　3D TEE，三尖瓣成形术后，彩色多普勒显示三尖瓣前向血流正常，轻度反流。 ⬤

要点

　　三尖瓣修复术包括瓣环成形术。瓣环成形术是将一个完全的或不全的成形环置于瓣口周围，以达到修复和保持瓣口正常大小和形态的目的。

3.2　人工三尖瓣狭窄再次行三尖瓣置换术

女性,72 岁,30 年前曾行三尖瓣置换术。近来出现劳力性呼吸困难、腹胀和食欲缺乏。听诊:心律齐,未闻及明显杂音。ECG:快速心室率心房颤动,电轴右偏,逆时针转位,完全性右束支传导阻滞。胸部 X 线片:心脏轻度扩大,主动脉弓轻度钙化。手术:两支冠状动脉旁路移植术(SVG 至 LAD 和 RCA),再次三尖瓣置换术和不缝合的右心室永久螺旋起搏电极安置。

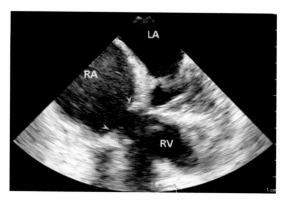

图 3.9　2D TEE 图像,显示三尖瓣生物瓣置换(三角箭头)术后增厚的三尖瓣生物瓣(三角箭头)和扩大的右心房。

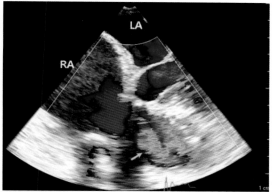

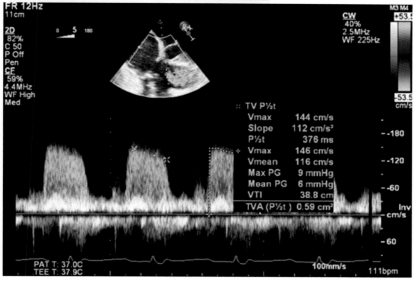

图3.10 和图 3.11　2D TEE,彩色多普勒(上图)和连续波多普勒(下图)显示人工三尖瓣再狭窄的三尖瓣口 (三尖瓣口有效面积为 0.59cm²)和舒张期进入右心室的马赛克样高速血流(箭头,跨瓣压差峰值为 9mmHg)。

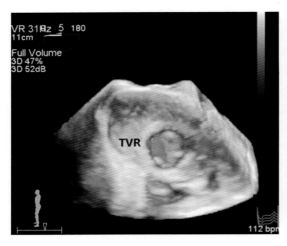

图 3.12　2D TEE 三尖瓣鸟瞰图,三尖瓣置换术(TVR)后,显示人工瓣叶增厚,舒张期瓣口面积变小。●

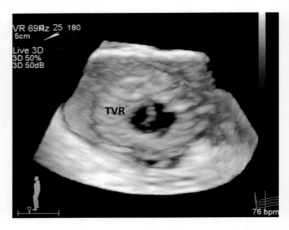

图 3.14　3D TEE 三尖瓣鸟瞰图，三尖瓣再次置换术后。●

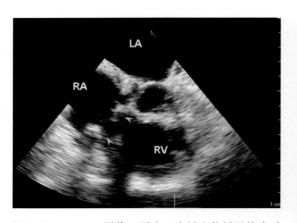

图 3.13　2D TEE 图像，再次三尖瓣生物瓣置换术后(三角箭头)。

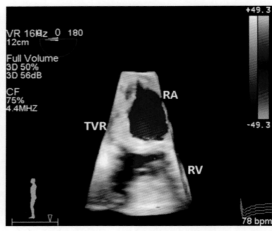

图 3.15　3D TEE,三尖瓣再次置换后,彩色多普勒显示人工三尖瓣功能正常,无狭窄。●

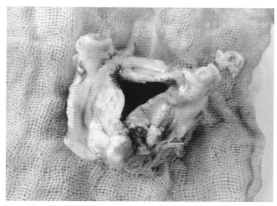

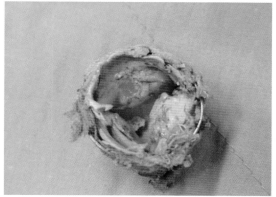

图 3.16 和图 3.17　钙化和狭窄的人工三尖瓣大体标本。

要点

　　人工三尖瓣有时可能由于声影干扰而难以观察,此时多普勒技术有助于诊断。

3.3　肺动脉瓣下狭窄合并右心房血栓形成

　　男性,61 岁,突发上腹痛,继之晕厥伴全身强直发作样运动, 既往发现先天性肺动脉狭窄(重度),单支冠状动脉病变合并心房颤动。听诊:心律不齐,胸骨左缘上部可闻及 2/6 级收缩期杂音, 胸骨左缘下部及心尖区可闻及 3/6 级收缩期杂音。胸部 X 线片:心脏明显扩大。手术方式:单支冠状动脉旁路移植术(LAD 至 SVG),颈内动脉内膜切除术,右心房血栓清除术,右心室流出道肥厚肌束(壁束)切除术,房颤消融术以及左、右心耳缝闭术。

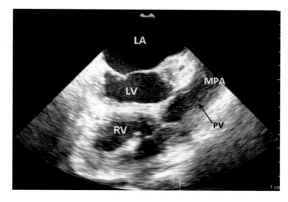

图 3.18　2D TEE,显示右心室肥厚,右心室与漏斗部交界处肌束(三角箭头)将心腔一分为二。MPA,主肺动脉。

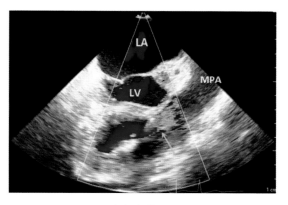

图 3.19　2D TEE,彩色多普勒显示右心室流出道狭窄处的高速血流(箭头)。

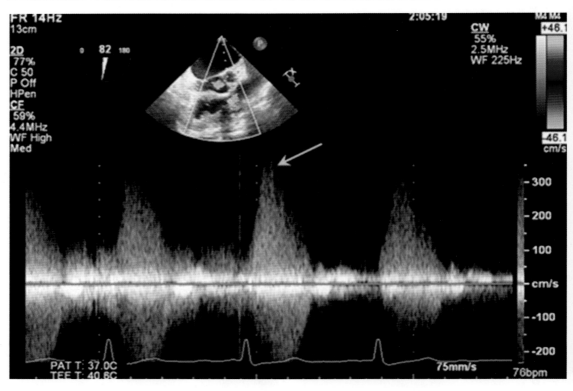

图 3.20 2D TEE,连续波多普勒显示右心室流出道狭窄处高速血流压差(箭头)。

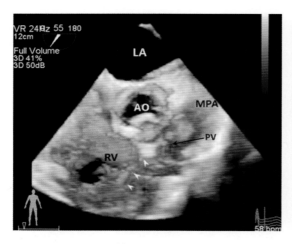

图 3.21 3D TEE 短轴观，显示肺动脉瓣下漏斗部狭窄,右心室与漏斗部交界处的肌束(三角箭头)。◐

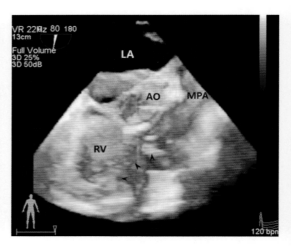

图 3.22 3D TEE,显示右心室肥厚,右心室与漏斗部交界处的肌束(三角箭头)将其分为两个心腔。◐

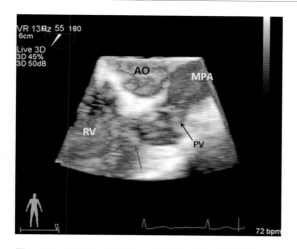

图 3.23　3D TEE 短轴观，局部放大模式显示漏斗部狭窄处(箭头)。⊙

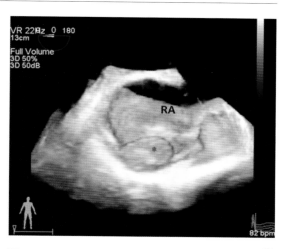

图 3.26　3D TEE,显示右心房增大伴血栓形成(*)。⊙

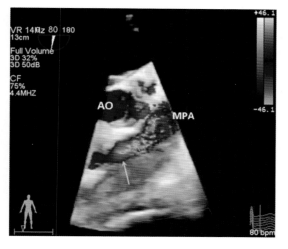

图 3.24　3D TEE,彩色多普勒显示肺动脉瓣下漏斗部狭窄处高速血流(箭头)。⊙

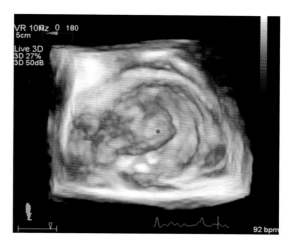

图 3.27　3D TEE,右心室面观察右心房内血栓(*)。⊙

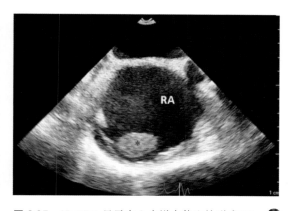

图 3.25　2D TEE,显示右心房增大伴血栓形成(*)。⊙

要点

　　TEE 可提供有价值的切面来评估右心室流出道和肺动脉瓣区域，以鉴别肺动脉瓣下和瓣上狭窄。

3.4 类癌综合征行主动脉瓣、三尖瓣及肺动脉瓣置换术

女性，65 岁，出现劳力性呼吸困难。10 年前曾因左侧乳腺癌、小肠类癌伴肝转移行外科手术治疗。听诊：心律齐，剑突处可闻及 3/6 级收缩期杂音，肺动脉瓣区、胸骨左缘以及主动脉瓣区 2/6 级往返性杂音。ECG：窦性心律，电轴右偏，顺时针转位，非特异性 ST-T 段改变。胸部 X 线片：心脏扩大。心导管：类癌心脏病伴主动脉瓣反流、三尖瓣反流和肺动脉瓣反流。手术方式：主动脉瓣、三尖瓣及肺动脉瓣置换术。

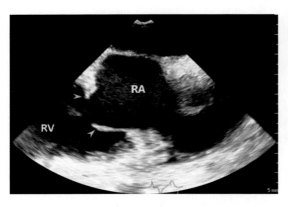

图 3.28　2D TEE，显示类癌累及三尖瓣，瓣叶挛缩增厚（三角箭头），无法闭合。

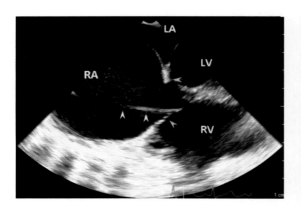

图 3.29　2D TEE 术中非标准四腔心切面，显示中心静脉置管通过三尖瓣口（白色三角箭头），类癌累及三尖瓣，瓣叶挛缩增厚（黄色三角箭头），右心房和右心室增大。

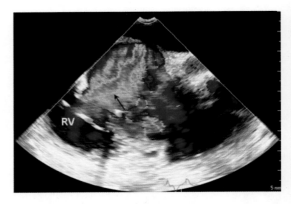

图 3.30　2D TEE，彩色多普勒显示三尖瓣重度反流（箭头），反流束几乎充满右心房。

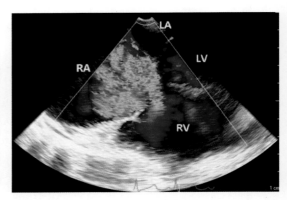

图 3.31　2D TEE 非标准四腔心切面，彩色多普勒显示重度三尖瓣反流，反流口较宽。

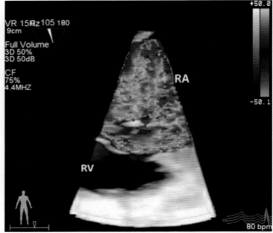

图 3.32　3D TEE，彩色多普勒显示三尖瓣重度反流，反流束几乎充满右心房。

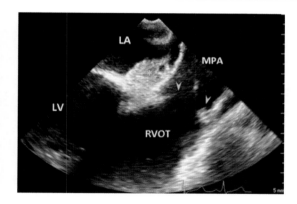

图 3.33 2D TEE,显示类癌累及肺动脉瓣,瓣叶小而僵硬(三角箭头)。左心室流出道可见类癌新生物(*)。

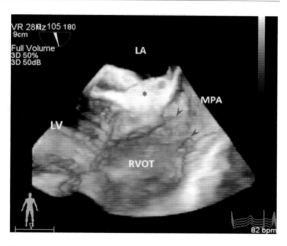

图 3.36 3D TEE,显示类癌累及肺动脉瓣,瓣叶小而僵硬(三角箭头)。左心室流出道可见类癌新生物(*)。

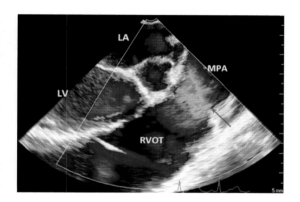

图 3.34 2D TEE,彩色多普勒显示肺动脉瓣狭窄,收缩期肺动脉瓣口马赛克样的高速血流(箭头)。

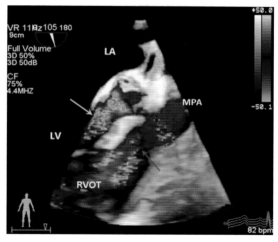

图 3.37 3D TEE,彩色多普勒显示肺动脉瓣重度反流(红色箭头)和主动脉瓣重度反流(黄色箭头)。

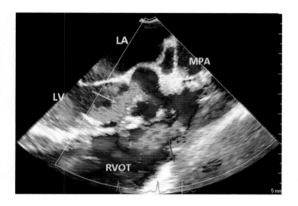

图 3.35 2D TEE,彩色多普勒显示舒张期肺动脉瓣重度反流(红色三角箭头)和主动脉瓣重度反流(黄色三角箭头)。

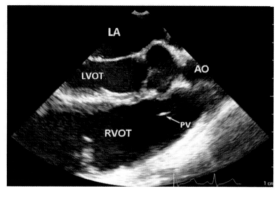

图 3.38 2D TEE 非标准长轴切面,显示类癌累及左心腔,主动脉瓣增厚。

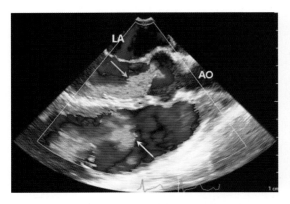

图 3.39　2D TEE 非标准长轴切面，彩色多普勒显示重度主动脉瓣反流（黄色三角箭头）和重度肺动脉瓣反流（白色三角箭头）。

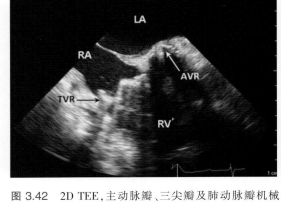

图 3.42　2D TEE，主动脉瓣、三尖瓣及肺动脉瓣机械瓣置换术后，显示人工主动脉瓣和人工三尖瓣功能正常。

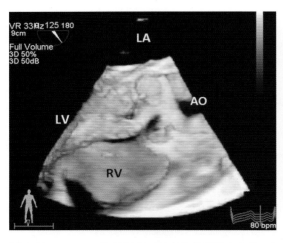

图 3.40　3D TEE 长轴切面，显示类癌累及左心腔，主动脉瓣增厚。

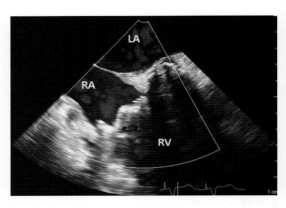

图 3.43　2D TEE，主动脉瓣、三尖瓣及肺动脉瓣机械瓣置换术后，彩色多普勒显示人工主动脉瓣和三尖瓣功能正常，极少量主动脉瓣及三尖瓣反流。

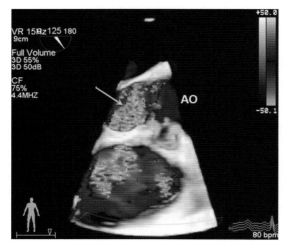

图 3.41　3D TEE 长轴切面，彩色多普勒显示重度主动脉瓣反流（箭头）。

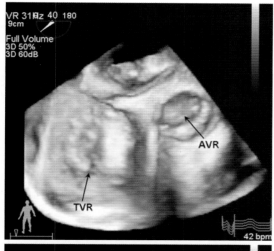

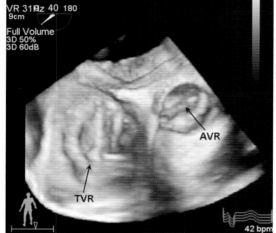

图 3.44 和图 3.45　3D TEE,主动脉瓣、三尖瓣及肺动脉瓣机械瓣置换术后,显示不同心动周期中人工主动脉瓣和人工三尖瓣(箭头)功能正常。

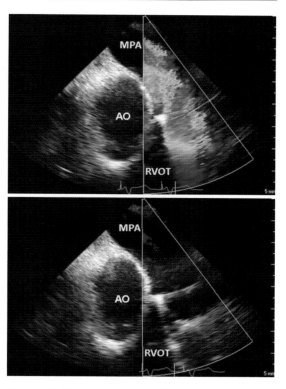

图 3.47 和图 3.48　2D TEE 短轴切面,主动脉瓣、三尖瓣及肺动脉瓣机械瓣置换术后,彩色多普勒显示人工肺动脉瓣功能正常,无狭窄和反流。

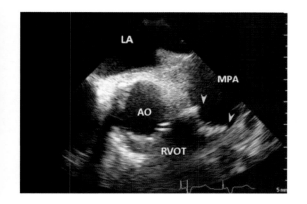

图 3.46　2D TEE 短轴切面,显示主动脉瓣、三尖瓣及肺动脉瓣机械瓣置换术后,人工肺动脉瓣(三角箭头)功能正常。

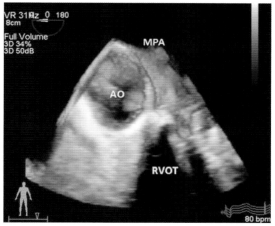

图 3.49　3D TEE 短轴观,显示主动脉瓣、三尖瓣及肺动脉瓣机械瓣置换术后,人工肺动脉瓣功能正常。

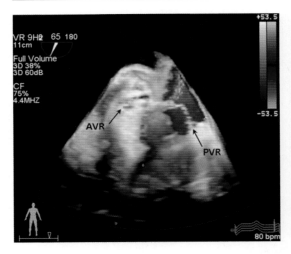

图 3.50　3D TEE 短轴观,主动脉瓣、三尖瓣及肺动脉瓣置换术后,彩色多普勒显示人工主动脉瓣及人工肺动脉瓣机械瓣(箭头)功能正常。

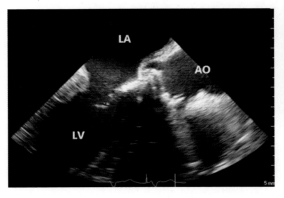

图 3.51　2D TEE 长轴切面,主动脉瓣、三尖瓣及肺动脉瓣置换术后,显示人工主动脉瓣功能正常。

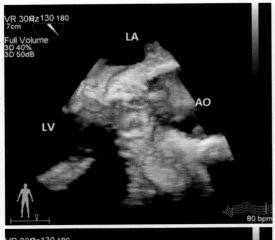

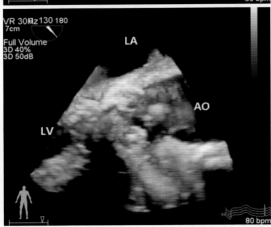

图 3.52 和图 3.53　3D TEE 长轴观,主动脉瓣、三尖瓣及肺动脉瓣机械瓣置换术后,显示人工主动脉瓣功能正常。

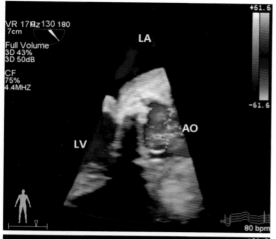

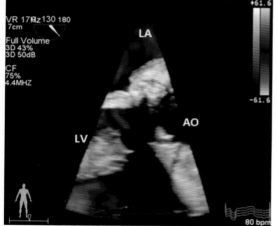

图 3.54 和图 3.55 3D TEE 长轴观,主动脉瓣、三尖瓣及肺动脉瓣机械瓣置换术后,彩色多普勒显示人工主动脉瓣功能正常。

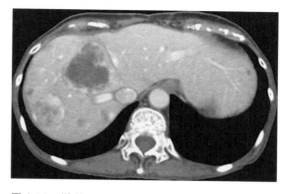

图 3.56 增强 CT 延迟强化,显示肝脏多发肿瘤转移灶。

要点

类癌综合征常累及右心结构,如果肝或肺已有肿瘤转移征象,左心也可能受累。

推荐读物

Desai HM, Amonkar GP. Idiopathic mitral valve prolapse with tricuspid, aortic and pulmonary valve involvement: an autopsy case report. Indian J Pathol Microbiol. 2015;58(2):217–9.

Doğdu O, Baran O, Karaduman O, Yarlıoğlueş M. Subvalvular pulmonary stenosis, right ventricular hypertrophy and patent foramen ovale. Turk Kardiyol Dern Ars. 2011;39(7):626.

Elsayed M, Thind M, Nanda NC. Two- and three-dimensional transthoracic echocardiographic assessment of tricuspid valve prolapse with mid-to-late systolic tricuspid regurgitation. Echocardiography. 2015;32(6):1022–5.

Kocabay G, Sirma D, Mert M, Tigen K. Isolated tricuspid valve prolapsed: identification using two- and three- dimensionalechocardiography and transoesophageal echocardiography. Cardiovasc J Afr. 2011;22(5): 272–3.

Miles LF, Leong T, McCall P, Weinberg L. Carcinoid heart disease: correlation of echocardiographic and histopathological findings. BMJ Case Rep. 2014;24:2014.

Muraru D, Badano LP, Sarais C, et al. Evaluation of tricuspid valve morphology and function by transthoracic three-dimensionalechocardiography. Curr Cardiol Rep. 2011;13(3):242–9.

Nalawadi SS, Siegel RJ, Wolin E, et al. Morphologic features of carcinoid heart disease as assessed by three-dimensional transesophageal echocardiography. Echocardiography. 2010;27(9):1098–105.

Reddy YN, Connolly HM, Ammash NM. Thrombotic obstruction of a melody valve-in-valve used for prosthetic tricuspid stenosis. World J Pediatr Congenit Heart Surg. 2015;6(4):667–9.

Reddy G, Ahmed M, Alli O. Percutaneous valvuloplasty for severe bioprosthetic tricuspid valve stenosis in the setting of infective endocarditis. Catheter Cardiovasc Interv. 2015b;85(5):925–9.

Requilé A, Van De Bruaene A, Reenaers V, Dendale P. A case of carcinoid heart disease with desaturation and no liver metastases. Echocardiography. 2014; 31(10):E307–9.

Roberts CC, Parmar RJ, Grayburn PA, et al. Clues to diagnosing carcinoid heart disease as the cause of isolated right-sided heart failure. Am J Cardiol. 2014; 114(10):1623–6.

Tefera E, Bermudez-Cañete R, Rubio L. Discrete subpulmonic membrane in association with isolated severe pulmonary valvar stenosis. BMC Cardiovasc Disord. 2013;13:43.

Waller AH, Chatzizisis YS, Moslehi JJ, et al. Real-time three-dimensional transesophageal echocardiography enables preoperative pulmonary valvulopathy assessment. Eur Heart J Cardiovasc Imaging. 2014;15(6):713.

Yousif M, Elhassan NB, Ali SK, Ahmed Y. Isolated subpulmonic fibrous ring, mirror-image dextrocardia and situs solitus in a young lady unreported and a near miss. Interact Cardiovasc Thorac Surg. 2013;17(6):1043–4.

第 **4** 章　人工瓣

摘　要

　　本章讨论人工瓣。病例包括瓣周漏、人工二尖瓣功能障碍行经导管瓣中瓣置换术、主动脉瓣再狭窄行经导管主动脉瓣膜置换术。

　　生物瓣易并发瓣叶撕裂或组织退化。3D TEE 技术在手术治疗前可提供精确的解剖学特征等有价值的信息。

4.1　人工二尖瓣瓣周漏

　　女性,56 岁, 出现严重的气促和端坐呼吸。14 年前曾行二尖瓣置换术及三尖瓣成形术。听诊:心律不齐,心尖区可闻及 2/6 级收缩期杂音。ECG:中等心室率心房颤动,心肌缺血。胸部 X 线片:心脏扩大,右侧胸腔积液。冠状动脉增强 CT:心脏扩大,三支冠脉血流通畅。手术:再次二尖瓣置换术及三尖瓣成形术。

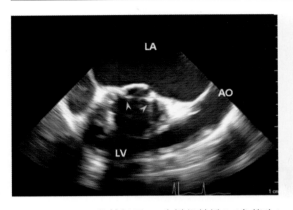

图 4.1　2D TEE 长轴切面,二尖瓣机械瓣(三角箭头)置换术后,显示左心房增大。

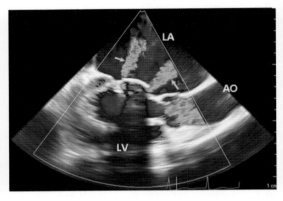

图 4.2　2D TEE 长轴切面,二尖瓣机械瓣置换术后,彩色多普勒显示人工二尖瓣瓣周重度漏(箭头)。

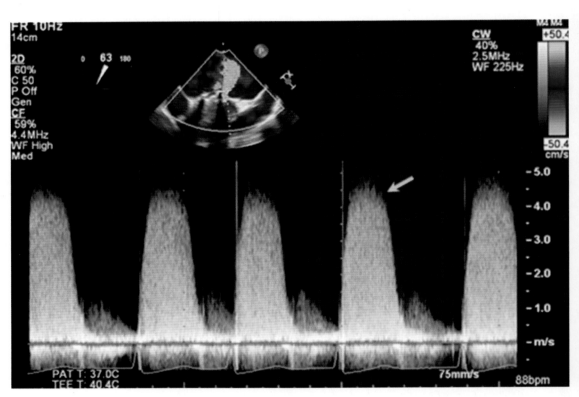

图 4.3　2D TEE,二尖瓣机械瓣置换术后,连续波多普勒显示人工二尖瓣瓣周漏压差升高(箭头)。

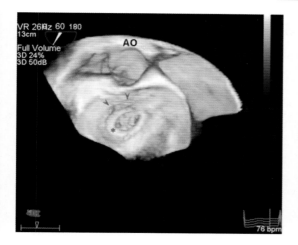

图 4.4　3D TEE 鸟瞰图,二尖瓣机械瓣置换术后,显示沿人工机械瓣瓣周(*)9~12 点方位裂隙(三角箭头)。

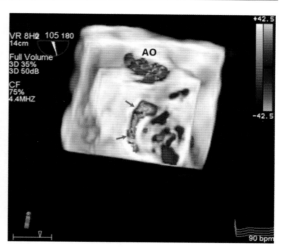

图 4.6　3D TEE 鸟瞰图,彩色多普勒显示瓣周漏的起源处(箭头)。

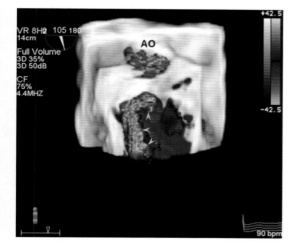

图 4.5　3D TEE 鸟瞰图,二尖瓣置换术后,彩色多普勒显示人工二尖瓣重度瓣周漏(三角箭头)。

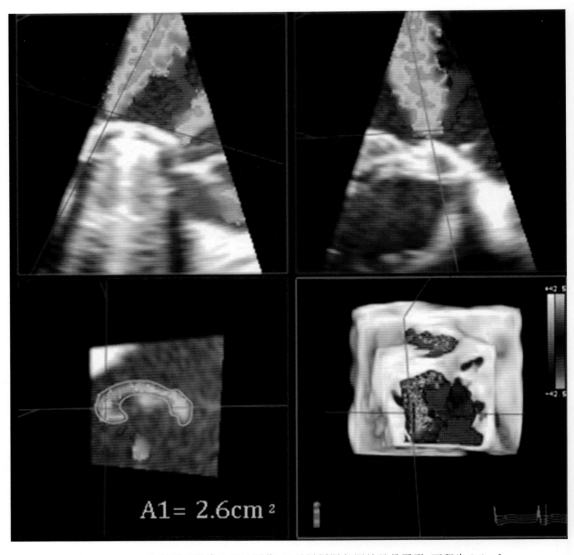

图 4.7　3D TEE 多平面重建(MPR)图像,显示瓣周漏起源处呈月牙形,面积为 2.6cm²。

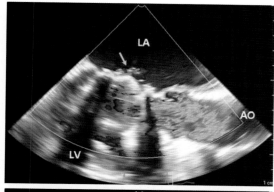

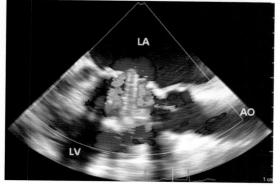

图 4.8 和图 4.9　2D TEE 长轴切面，再次行二尖瓣机械瓣置换术后，彩色多普勒显示收缩期（上图）人工瓣轻度反流（箭头），舒张期（下图）前向血流正常。

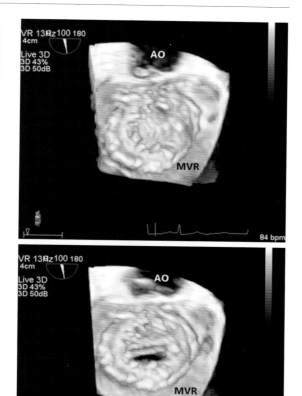

图 4.10 和图 4.11　3D TEE 鸟瞰图，再次二尖瓣机械瓣置换术后，人工瓣开闭功能正常。

要点

二尖瓣置换术后易出现瓣叶裂或瓣环断裂，并导致显著的二尖瓣反流或溶血。实时 3D TEE 可提供裂隙的精确解剖学特征等有价值的信息。

4.2 人工二尖瓣功能障碍行瓣中瓣置换术

女性,63 岁,反复出现劳力性呼吸困难和活动不耐受。2 年前曾行单支冠状动脉旁路移植术(左前降支)和二尖瓣生物瓣置换术。听诊:心律齐,心尖区及腋下可闻及收缩期杂音。ECG:1 度房室传导阻滞,ST 段压低,提示可能存在心肌缺血。胸部 X 线片:心脏扩大。心导管检查:人工二尖瓣重度反流。治疗:经导管人工二尖瓣瓣中瓣置换术。

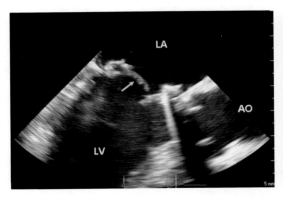

图 4.12　2D TEE 长轴切面,二尖瓣生物瓣置换术后,显示人工二尖瓣功能失常(箭头),左心房增大。◉

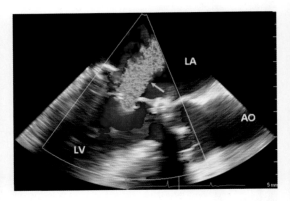

图 4.13　2D TEE 长轴切面,二尖瓣生物瓣置换术后,彩色多普勒显示人工二尖瓣功能障碍所致重度反流(箭头)。◉

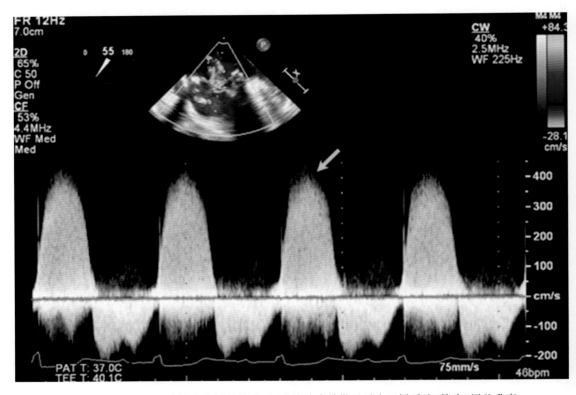

图 4.14　2D TEE,二尖瓣生物瓣置换术后,连续波多普勒显示人工瓣反流(箭头)压差升高。

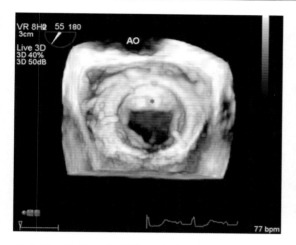

图 4.15　3D TEE 鸟瞰图,二尖瓣生物瓣置换术后,显示其中一个瓣叶无活动(*)。

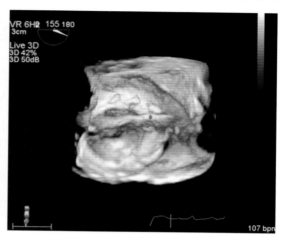

图 4.17　3D TEE,局部放大模式,经导管人工二尖瓣瓣中瓣置换术中,显示导引导管(*)通过人工瓣口。

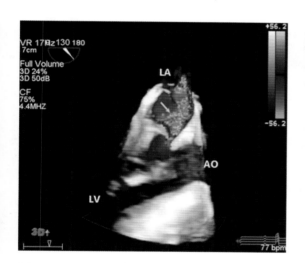

图 4.16　3D TEE 长轴观, 二尖瓣生物瓣置换术后, 彩色多普勒显示人工二尖瓣功能障碍致重度反流(箭头)。

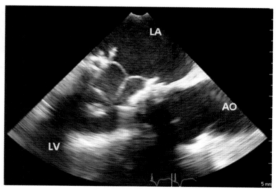

图 4.18　2D TEE 长轴切面,再次二尖瓣生物瓣瓣中瓣置换术后,显示人工瓣功能正常。

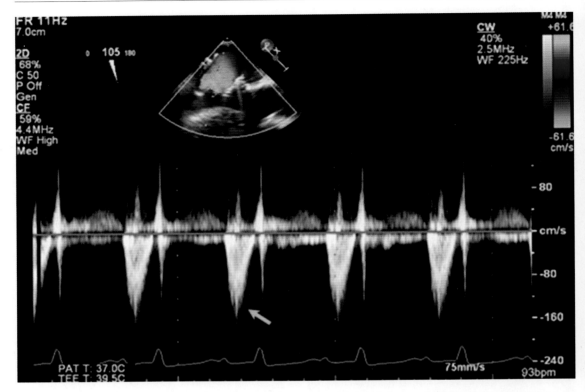

图 4.19   2D TEE,二尖瓣瓣中瓣置换术后,连续波多普勒显示正常的人工二尖瓣前向血流频谱(箭头)。

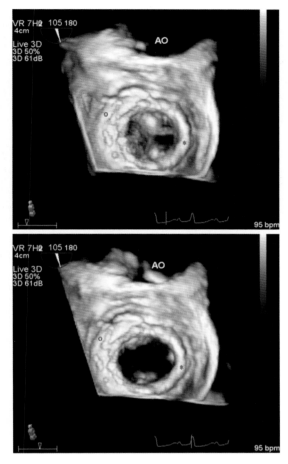

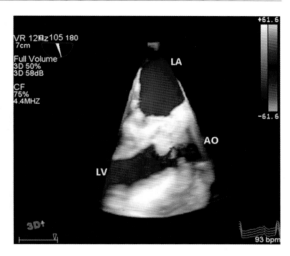

图 4.22　3D TEE，二尖瓣瓣中瓣置换术后，彩色多普勒显示二尖瓣前向血流通畅。⬤

要点

　　由于人工瓣功能障碍而需要再次进行瓣膜手术者是高风险人群。经导管技术可以降低其死亡率。

图 4.20 和图 4.21　3D TEE 鸟瞰图，二尖瓣瓣中瓣置换术后，显示新的人工瓣瓣环（*）紧贴在旧瓣环（o）内，人工瓣随心动周期正常开闭。⬤

4.3 人工主动脉瓣再狭窄行经导管主动脉瓣植入术

女性，61 岁，4 年前曾行主动脉瓣、二尖瓣牛心包瓣膜置换术，近来出现劳力性呼吸困难。听诊：心律齐，心尖区可闻及 2/6 级收缩期杂音。ECG：中等心室率心房颤动，右束支传导阻滞。胸部 X 线片：心脏扩大。胸部增强 CT：心脏显著增大，主动脉粥样硬化以及双侧甲状腺增大。治疗：经导管主动脉瓣植入术，临时起搏器植入术。

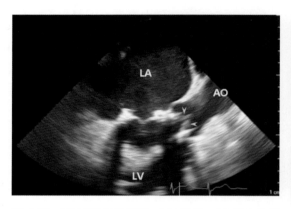

图 4.23　2D TEE 长轴切面，主动脉瓣、二尖瓣生物瓣置换术后，显示人工主动脉瓣功能失常、瓣叶狭窄（三角箭头），左心房增大。

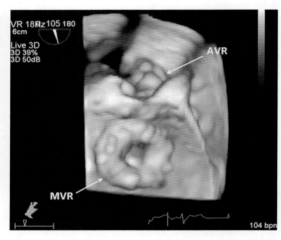

图 4.25　3D TEE 鸟瞰图，主动脉瓣、二尖瓣生物瓣置换术后，显示人工主动脉瓣狭窄（箭头）。

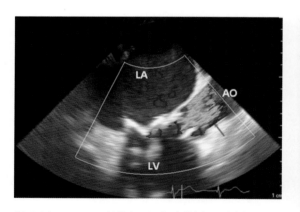

图 4.24　2D TEE 长轴切面，主动脉瓣、二尖瓣生物瓣置换术后，彩色多普勒显示跨人工主动脉瓣高速血流（箭头）。

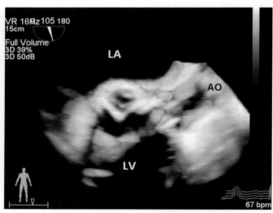

图 4.26　3D TEE 长轴观，主动脉瓣、二尖瓣生物瓣置换术后，显示人工主动脉瓣狭窄伴瓣架移行（三角箭头）。

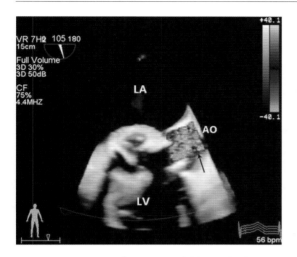

图 4.27　3D TEE 长轴观，主动脉瓣及二尖瓣生物瓣置换术后，彩色多普勒显示人工主动脉瓣跨瓣血流加速（箭头）。

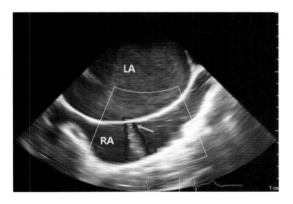

图 4.28　2D TEE，彩色多普勒显示小卵圆孔未闭（箭头）伴左向右分流。

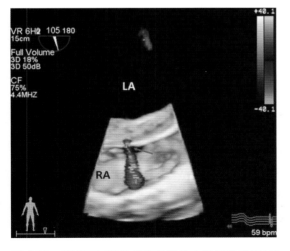

图 4.29　3D TEE，彩色多普勒显示小卵圆孔未闭（箭头）伴左向右分流。

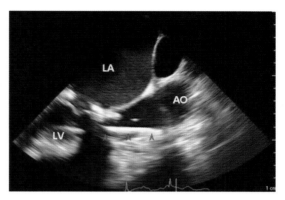

图 4.30　2D TEE 长轴切面，经导管主动脉瓣植入（TAVI）术中，显示导引导管（三角箭头）通过狭窄的人工主动脉瓣口。

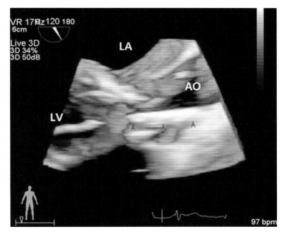

图 4.31　3D TEE 长轴观，TAVI 术中，显示导引导管（三角箭头）穿过狭窄的人工主动脉瓣。

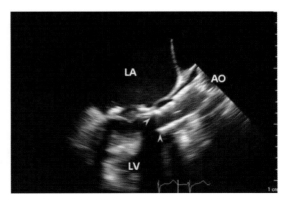

图 4.32　2D TEE 长轴切面，TAVI 术后，显示核心瓣（三角箭头）开放以取代狭窄的瓣膜。

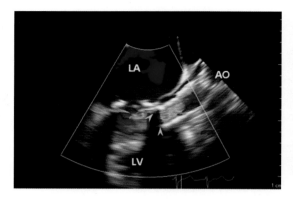

图 4.33　2D TEE 长轴切面，TAVI 术后，彩色多普勒显示核心瓣（三角箭头）正常血流。

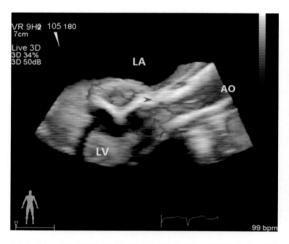

图 4.34　3D TEE 长轴观，TAVI 术后，显示升主动脉内的核心瓣（三角箭头）。 ◐

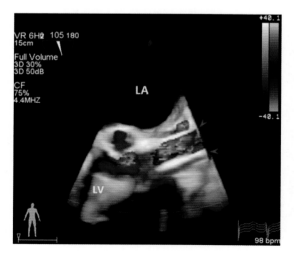

图 4.35　3D TEE 长轴观，TAVI 术后，彩色多普勒显示核心瓣（三角箭头）正常血流。 ◐

要点

人工生物瓣功能失常通常是因为进行性瓣膜组织退化或瓣架移行。瓣叶的纤维化及钙化导致其开放受限，如人工瓣膜狭窄。经导管瓣膜置换术在生物瓣功能失常时是一个可替代的选择。

推荐读物

Attizzani GF, Ohno Y, Latib A, et al. Transcatheter aortic valve implantation under angiographic guidance with and without adjunctive transesophageal echocardiography. Am J Cardiol. 2015;116(4):604–11.

Bapat V, Asrress KN. Transcatheter valve-in-valve implantation for failing prosthetic valves. Eur Intervent. 2014;10(8):900–2.

Bruschi G, De Marco F, Botta L, et al. Right anterior mini-thoracotomy direct aortic self-expanding transcatheter aortic valve implantation: a single center experience. Int J Cardiol. 2015;181:437–42.

Gürsoy OM, Astarcıoğlu MA, Gökdeniz T, et al. Severe mitral paravalvular leakage: echo-morphologic description of 47 patients from real-time three-dimensional transesophageal echocardiography perspective. Anadolu Kardiyol Derg. 2013;13(7):633–40.

Oyama S, Ohuchi S, Okubo T, Kumagai K. Usefulness of echocardiography for detecting prosthesic valve dysfunction; report of a case. Kyobu Geka. 2014;67(11):1025–8. Japanese.

Ozkan M, Gürsoy OM, Astarcıoğlu MA, et al. Percutaneous closure of paravalvular mitral regurgitation with vascular plug III under the guidance of real-time three-dimensional transesophageal echocardiography. Turk Kardiyol Dern Ars. 2012;40(7):632–41.

第 5 章　主动脉疾病

摘　要

　　本章讨论主动脉异常,包括主动脉根部瘘、Valsalva 窦破裂、各型主动脉夹层。

　　主动脉始于主动脉瓣,终于腹部分支,可划分为主动脉根部、升主动脉、主动脉弓、胸降主动脉和腹主动脉。对于主动脉夹层患者,必须进行CT 血管造影术联合经食管超声心动图来确定夹层范围。

5.1　主动脉根部扩张行 David 手术

　　男性,62 岁, 有长期痛风及高血压病史,表现为端坐呼吸、进行性气短和心悸。听诊:心律齐,胸骨右缘可闻及 3/6 级收缩期杂音。

ECG:窦性心律,1 度房室传导阻滞, 早期复极。心导管检查:冠状动脉两支病变及重度主动脉瓣反流。冠状动脉 CT 造影术:冠状动脉钙化评分为 2091,升主动脉扩张,三支冠状动脉闭塞性粥样硬化病变。手术方式:David 手术, 升主动脉重建及两支冠状动脉旁路移植术(LAD 和 RCA)。

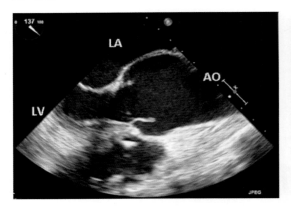

图 5.1　2D TEE 长轴切面，显示 Valsalva 窦及升主动脉扩张。

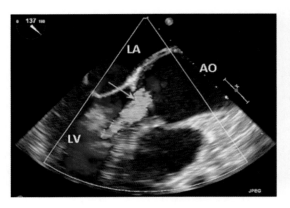

图 5.2　2D TEE 长轴切面，彩色多普勒显示由于 Valsalva 窦扩张引起的主动脉瓣重度反流（箭头）。

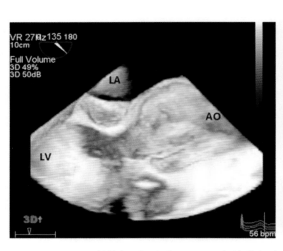

图 5.3　3D TEE 长轴切面，显示 Valsalva 窦及升主动脉扩张。

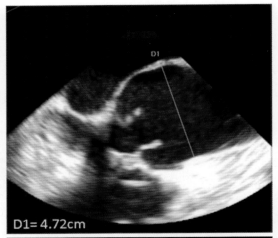

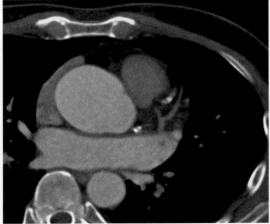

图 5.4 和图 5.5　3D TEE 多平面重建图像（上图），显示升主动脉扩张达 4.72cm。增强 CT 图像（下图），同样显示扩张的升主动脉。

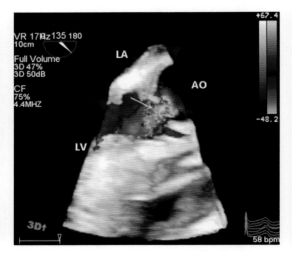

图 5.6　3D TEE 长轴观，彩色多普勒显示由于 Valsalva 窦扩张引起的主动脉瓣重度反流（箭头）。

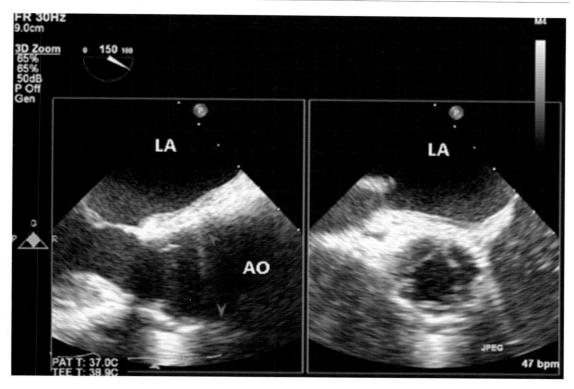

图 5.7　2D TEE 任意多平面, David 手术后, 显示人工血管(三角箭头)。

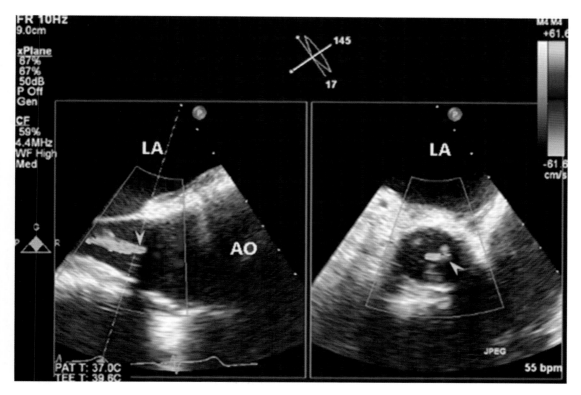

图 5.8　2D TEE 任意多平面, David 手术后, 彩色多普勒显示主动脉瓣轻度反流(三角箭头)。

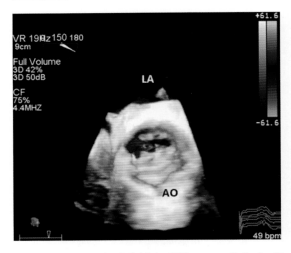

图 5.9　3D TEE 主动脉瓣鸟瞰图,David 手术后,彩色多普勒显示主动脉瓣轻度反流。

5.2　A 型主动脉夹层

　　男性,58 岁,有高血压病史,突发剧烈胸痛,放射至腹部及背部。外院诊断为急性 A 型主动脉夹层,遂转入我院行手术治疗。听诊:心律齐,升主动脉区域可闻及 2/6 级收缩期杂音。ECG:逆时针转位,非特异性 ST-T 段改变。胸部 CT:A 型主动脉夹层,起自升主动脉延伸至全程主动脉,左侧肾动脉起自假腔。手术方式:急诊行升主动脉、主动脉弓及降主动脉重建术、主动脉–头臂干动脉及主动脉–左颈总动脉旁路术。

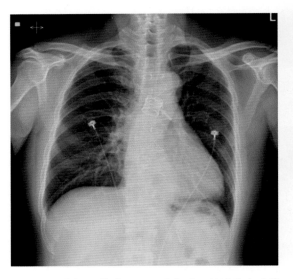

图 5.10　胸部 X 线片,David 手术后,显示升主动脉内人工血管(箭头)。

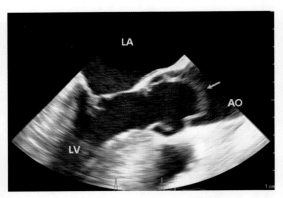

图 5.11　2D TEE 长轴切面,显示升主动脉夹层,紧邻主动脉瓣上方可见活动度较大的内膜片(箭头)。

要点

　　主动脉瘤的外科治疗方式取决于主动脉瓣、Valsalva 窦及窦管交界的相关损伤情况。总之,David 手术方式如下:切除主动脉窦部后,采用与移植同种主动脉瓣相似的方式,将主动脉瓣移植入一个直的涤纶管道中。

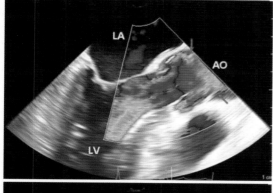

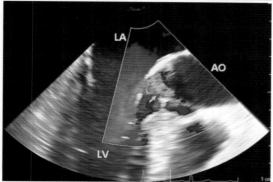

图 5.12 和图 5.13　2D TEE 长轴切面,(上图)显示升主动脉夹层,内膜片(红色三角箭头)随心动周期来回摆动。(下图)彩色多普勒显示舒张期内膜片贴于主动脉瓣,导致主动脉瓣偏心性反流(黄色三角箭头)。⬤

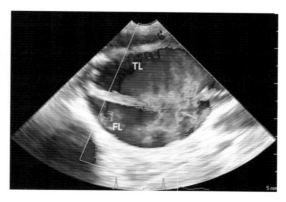

图 5.15　2D TEE 升主动脉短轴切面,彩色多普勒显示通过内膜破口由真腔(TL)到假腔(FL)的血流信号(箭头)。⬤

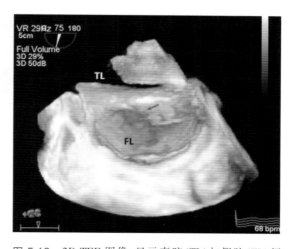

图 5.16　3D TEE 图像,显示真腔(TL)与假腔(FL)间的巨大不规则内膜破口(箭头)。⬤

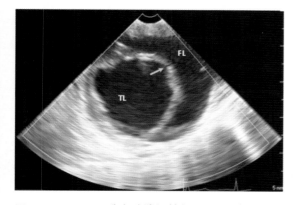

图 5.14　2D TEE 升主动脉短轴切面,显示真腔(TL)与假腔(FL)间的内膜片(箭头)。

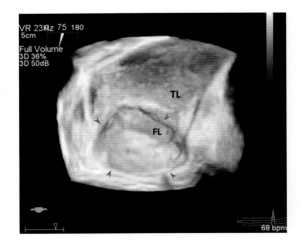

图 5.17　3D TEE 图像，显示真腔(TL)与假腔(FL)间的巨大不规则内膜破口(三角箭头)。

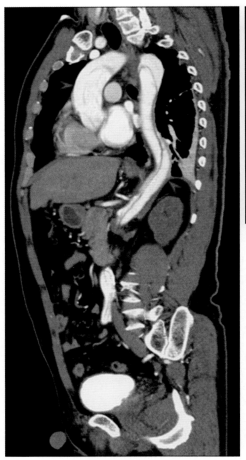

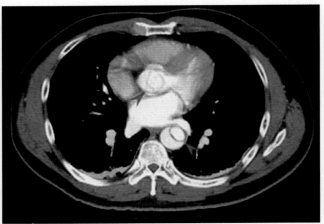

图 5.18 和图 5.19　增强 CT 图像，显示 A 型主动脉夹层起自升主动脉，延伸至全程主动脉(三角箭头)。

要点

　　经食管超声心动图是用于确定主动脉夹层中内膜破口、真腔、夹层累及范围及潜在并发症的恰当诊断工具。

5.3 A 型主动脉夹层行 Bentall 手术

女性,62 岁,有高血压心脏病、甲状腺功能减退及 A 型主动脉夹层病史,表现为气促、劳力性呼吸困难及胸痛。听诊:心律齐,可闻及 4/6 级全收缩期杂音。ECG:窦性心律、电轴左偏及非特异性 ST-T 段改变。胸部 CT:心包积液,升主动脉壁内血肿。心脏 CT:A 型主动脉夹层,起自主动脉根部(5.7cm),延伸至升主动脉远端,伴假腔内附壁血栓形成,少量心包积液。手术方式:Bentall 手术。

要点

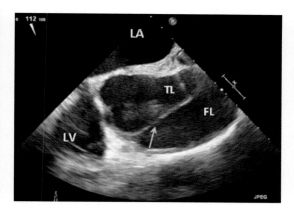

图 5.20 2D TEE 长轴切面,显示扩张的主动脉根部及真腔(TL)与假腔(FL)间撕裂内膜的破口(箭头)。

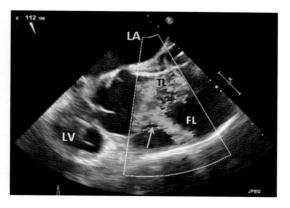

图 5.21 2D TEE 长轴切面,彩色多普勒显示通过内膜破口由真腔(TL)到假腔(FL)的血流信号(箭头)。

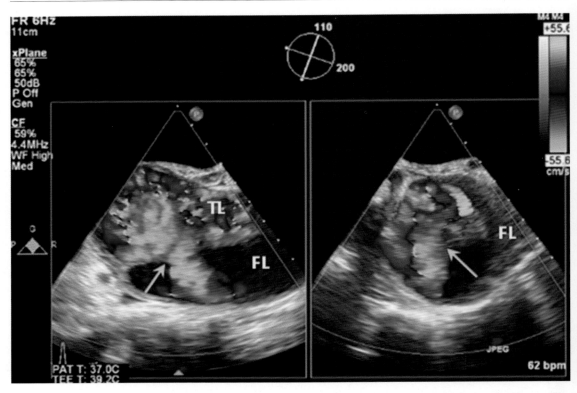

图 5.22   2D TEE 任意多平面,彩色多普勒显示通过内膜破口由真腔(TL)到假腔(FL)的血流信号(箭头)。

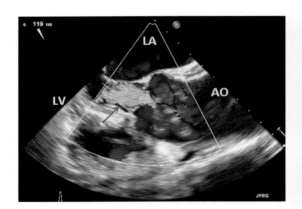

图 5.23   2D TEE 长轴切面，彩色多普勒显示主动脉瓣环扩张引起的主动脉瓣中至重度反流(箭头)。

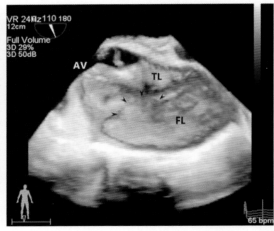

图 5.24   3D TEE 长轴观，显示扩张的主动脉根部及撕裂内膜的破口(三角箭头)。

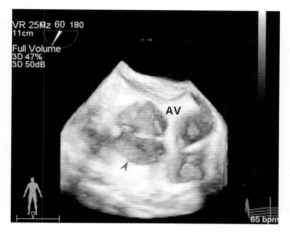

图 5.25　3D TEE 主动脉瓣鸟瞰图，显示突出的假腔（三角箭头）。

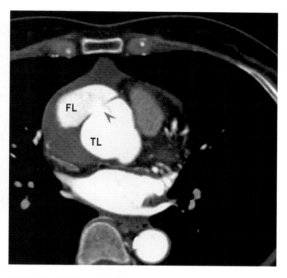

图 5.27　增强 CT 图像，显示 A 型主动脉夹层主动脉根部破口（三角箭头）。

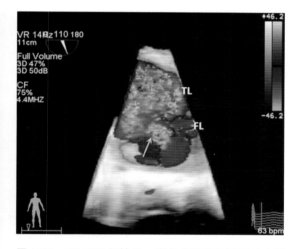

图 5.26　3D TEE 长轴观，彩色多普勒显示通过内膜破口由真腔(TL)到假腔(FL)的血流信号(箭头)。

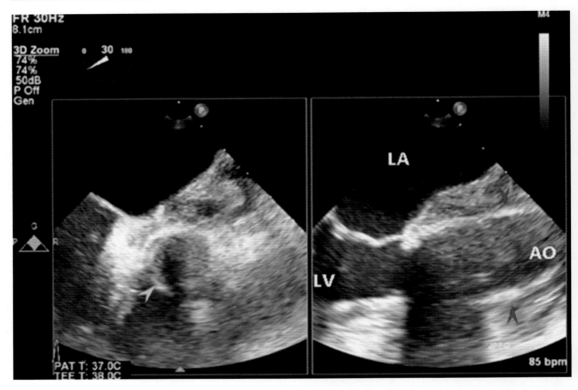

图 5.28　2D TEE 任意多平面，Bentall 手术后，显示主动脉瓣位生物瓣（黄色三角箭头）及人工血管（红色三角箭头）。

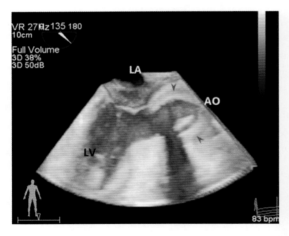

图 5.29　3D TEE 长轴观，Bentall 手术后，显示人工血管（三角箭头）。

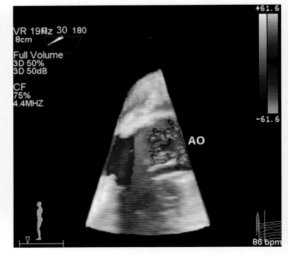

图 5.30　3D TEE 长轴观，Bentall 手术后，彩色多普勒显示正常的左心室流出血流及无主动脉瓣反流。

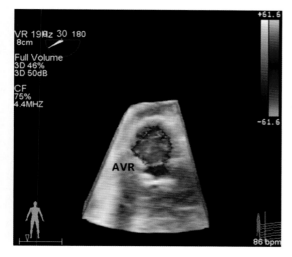

图 5.31　3D TEE 主动脉瓣鸟瞰图，Bentall 手术后，彩色多普勒显示正常的左心室流出血流及无主动脉瓣反流。●

如果主动脉夹层合并需要主动脉瓣修复或置换的主动脉瓣疾病，Bentall 手术是主动脉瓣及升主动脉置换的适宜选择。Bentall 手术指征包括：严重主动脉瓣功能障碍需要行主动脉瓣置换术，升主动脉内径扩张达 4.0~4.5cm，需要行主动脉根部置换术，患者预期寿命大于 10 年。

5.4　A 型主动脉夹层伴壁内血肿

男性，61 岁，有药物控制的高血压病史，出现胸部疼痛及紧缩感。听诊：未闻及明显杂音。ECG：窦性心律、左心房增大及非特异性 ST-T 段改变。胸部 CT 造影术：A 型主动脉夹层起自升主动脉，延续至主动脉弓、胸主动脉及冠状动脉粥样硬化性钙化、心脏扩大、心包积液及左侧胸腔积液。手术方式：急诊行主动脉重建术。

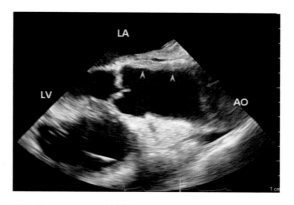

图 5.32　2D TEE 长轴切面，显示升主动脉内内膜撕裂（红色箭头）及壁内血肿（黄色三角箭头）。●

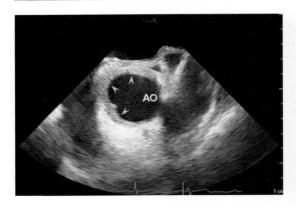

图 5.33 2D TEE 短轴切面，显示升主动脉内新月形壁内血肿(三角箭头)。 ◉

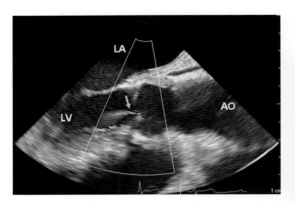

图 5.34 2D TEE 长轴切面，彩色多普勒显示主动脉瓣轻至中度反流(箭头)。

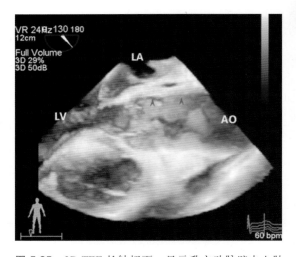

图 5.35 3D TEE 长轴切面，显示升主动脉壁内血肿(三角箭头)。 ◉

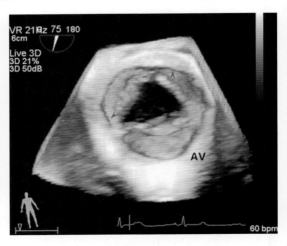

图 5.36 3D TEE 主动脉瓣鸟瞰图，显示升主动脉壁内血肿(三角箭头)。 ◉

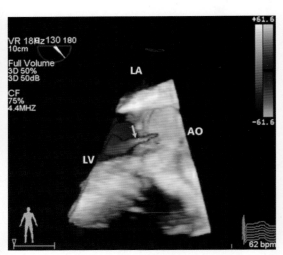

图 5.37 3D TEE 长轴观，彩色多普勒显示主动脉瓣轻至中度反流(箭头)。 ◉

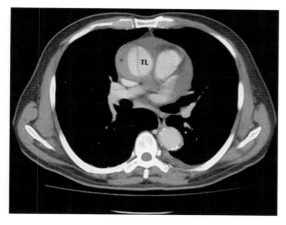

图 5.38　对比增强 CT 图像，显示 A 型主动脉夹层，真腔(TL)及假腔间内膜撕裂，假腔内血栓形成(*)。

5.5　始于主动脉弓远端的 B 型主动脉夹层

男性,50 岁，有高血压、2 型糖尿病及高脂血症病史,突发下背部疼痛。诊断为 B 型主动脉夹层,给予药物治疗,但症状继续恶化。听诊:心律齐,可闻及杂音。ECG:窦性心律,逆时针转位。胸、腹主动脉 CT 血管造影术:B 型主动脉夹层从主动脉弓远端、胸主动脉、腹主动脉至双侧髂总动脉及肠系膜上动脉。手术方式:远端主动脉弓及上段胸主动脉重建术。

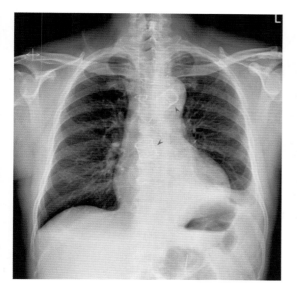

图 5.39　胸部 X 线片,主动脉重建术后,显示升主动脉及主动脉弓内人工血管(三角箭头)。

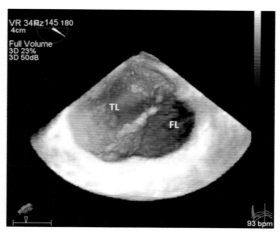

图 5.40　3D TEE 胸降主动脉短轴观,显示真腔(TL)与假腔(FL)间撕裂内膜的破口(箭头)。

要点

壁内血肿是主动脉夹层的一种变异,在升主动脉短轴观表现为呈环形或新月形增厚的主动脉壁。

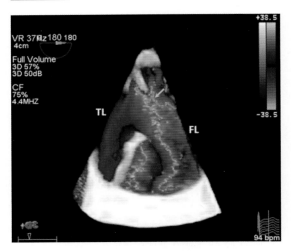

图 5.41　3D TEE 胸降主动脉短轴切面，彩色多普勒显示血流信号通过内膜破口（箭头）由真腔（TL）到假腔（FL）。

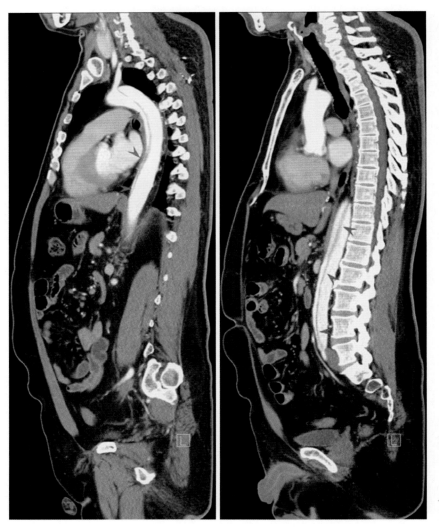

图 5.42 和图 5.43　对比增强 CT 图像,显示 B 型主动脉夹层(三角箭头),从主动脉弓远端、胸腹主动脉、腹主动脉至双侧髂总动脉及肠系膜上动脉。

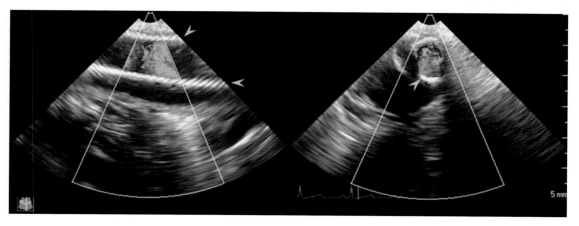

图 5.44 2D TEE 降主动脉任意多平面,主动脉重建术后,彩色多普勒显示人工血管(三角箭头)内血流信号。

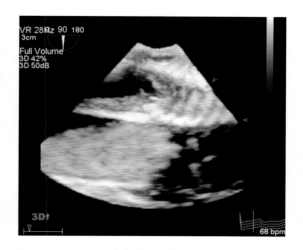

图 5.45 3D TEE 降主动脉长轴观,主动脉重建术后,显示人工血管(三角箭头)。⬤

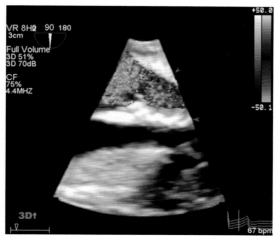

图 5.46 3D TEE 降主动脉长轴观,主动脉重建术后,彩色多普勒显示人工血管(三角箭头)内血流信号。⬤

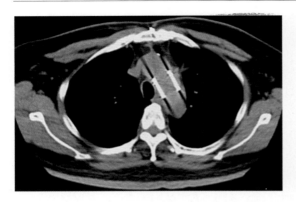

图 5.47　非对比增强 CT 扫描, 主动脉重建术后, 显示主动脉弓远端人工血管(三角箭头)。

要点

在 Stanford 分型中, 只要累及升主动脉, 延伸至主动脉任何一段都定义为 A 型主动脉夹层, 而左锁骨下动脉以远的降主动脉夹层定义为 B 型主动脉夹层。

5.6　始于降主动脉中段的 B 型主动脉夹层

男性,65 岁, 曾行 B 型主动脉夹层右肾动脉旁路移植术、外周动脉闭塞性病变经皮血管成形术,并有冠心病(单支病变)、2 型糖尿病、高脂血症、高血压及高尿酸血症病史。突发胸痛放射至背部, 眩晕、四肢无力及冷汗。听诊:心律齐。ECG:窦性心律及电轴左偏。增强 CT:B 型主动脉夹层, 起自降主动脉近段, 延伸至下腹主动脉及右肾动脉,下腹主动脉狭窄。手术方式:胸降主动脉中段腔内人工血管修复术。

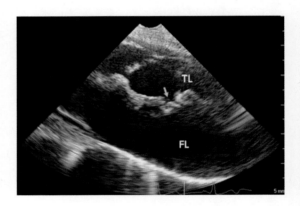

图 5.48　2D TEE 降主动脉长轴切面,显示真腔(TL)与假腔(FL)间撕裂内膜的破口(箭头)。⏺

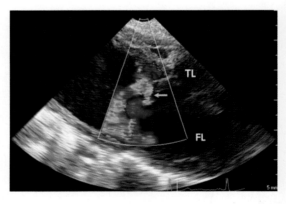

图 5.49　2D TEE 降主动脉长轴切面,彩色多普勒显示通过内膜破口由真腔(TL)到假腔(FL)的血流信号(箭头)。⏺

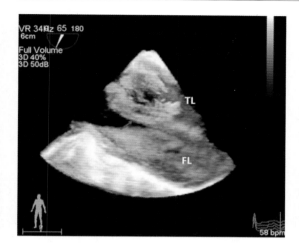

图 5.50 3D TEE 降主动脉长轴观,显示真腔(TL)与假腔(FL)间撕裂内膜的破口(箭头)。 ⬤

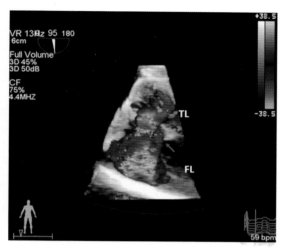

图 5.51 3D TEE 降主动脉长轴切面,彩色多普勒显示通过内膜破口由真腔(TL)到假腔(FL)的血流信号(箭头)。 ⬤

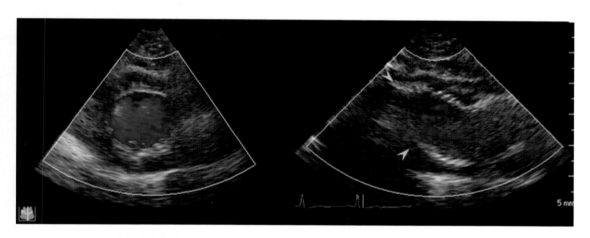

图 5.52 2D TEE 降主动脉任意多平面,主动脉重建术后,彩色多普勒显示人工血管(三角箭头)内血流信号。

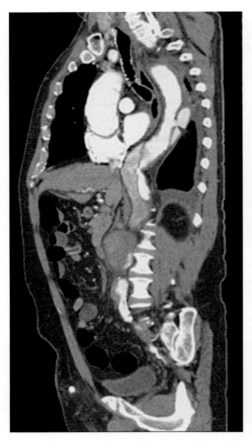

图 5.53　术前对比增强 CT 图像,显示始于降主动脉近段延伸至下腹主动脉的 B 型主动脉夹层及降主动脉内膜破口(三角箭头)。

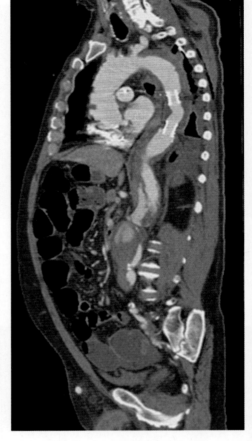

图 5.54　对比增强 CT 图像,主动脉重建术后,显示降主动脉内人工血管(三角箭头)。

要点

　　主动脉夹层被内膜片分为真腔与假腔,假腔常比真腔大。

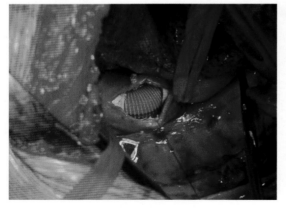

图 5.55　术中图片显示降主动脉内人工血管。

5.7　主动脉–左心室瘘行封堵器植入术

男性，54 岁，主动脉瓣二叶式畸形合并感染性心内膜炎行主动脉瓣置换术后。因主动脉–左心室见残余分流而就诊，有呼吸急促及劳力性呼吸困难症状。听诊：心律齐，胸骨左缘可闻及 2/6 级低调连续性杂音。ECG：1 度房室传导阻滞。心导管检查：Valsalva 窦瘤合并中度分流的主动脉–左心室瘘。治疗：封堵器植入术。

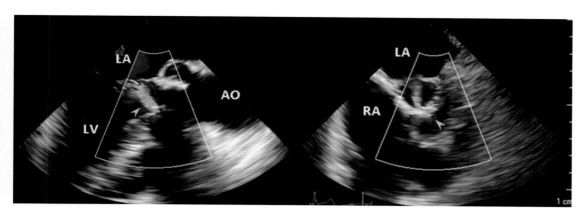

图 5.56　2D TEE 任意多平面，主动脉瓣生物瓣置换术后，彩色多普勒显示中度分流的主动脉–左心室瘘(三角箭头)。

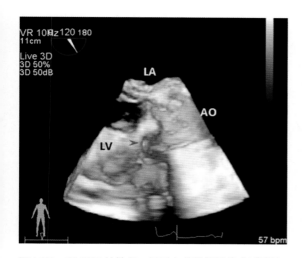

图 5.57　3D TEE 长轴观，显示主动脉瓣置换术后裂缺，人工主动脉瓣环后方可见无回声区(三角箭头)。

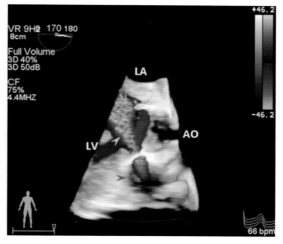

图 5.58　3D TEE 长轴观，彩色多普勒显示主动脉瓣置换术后裂缺。可见人工主动脉瓣环后方无回声区(红色三角箭头)伴主动脉–左心室的连续性血流信号(黄色三角箭头)。

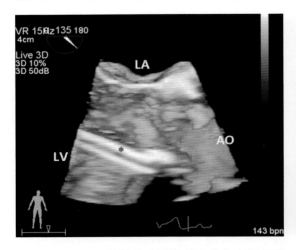

图 5.59　3D TEE 长轴观，封堵器植入术中，显示导引导管(*)从主动脉通过瘘口进入左心室。

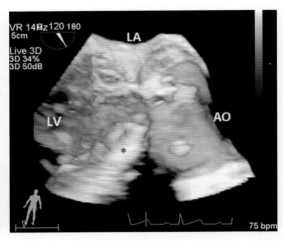

图 5.62　3D TEE 长轴观，显示封堵器（*）植入术后。

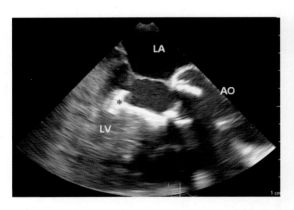

图 5.60　2D TEE 长轴切面，术中显示封堵器(*)释放封堵瘘口。

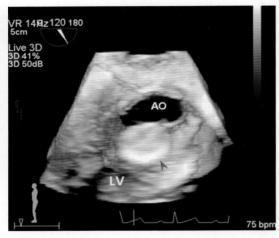

图 5.63　3D TEE 左心室面观，显示封堵器(三角箭头)植入术后。

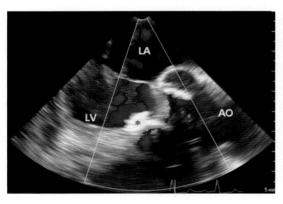

图 5.61　2D TEE 长轴切面，封堵器(*)植入术后，彩色多普勒显示仅微量残余分流。

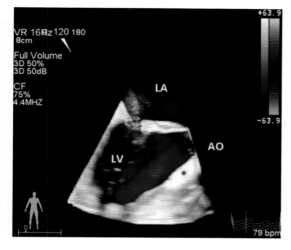

图 5.64　3D TEE 长轴观,封堵器(*)植入术后,彩色多普勒显示仅微量残余分流。◉

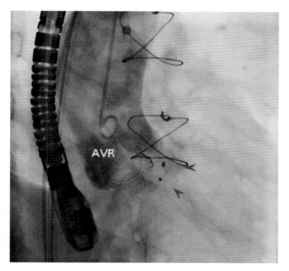

图 5.65　封堵器植入术后,透视显示释放的封堵器(三角箭头)。

要点

该患者在人工生物主动脉瓣置换术后出现主动脉–左心室瘘。可能由于感染性心内膜炎所致,但该患者的血培养结果为阴性。

5.8　主动脉假性动脉瘤行封堵器植入术

男性,58 岁,有冠心病冠状动脉旁路移植术、瓣膜病主动脉瓣置换及二尖瓣成形术、慢性心房颤动消融术、卵圆孔未闭封堵术及高血压药物治疗病史。发生呼吸短促 1 个月,而后诊断为升主动脉假性动脉瘤。听诊:心律齐,未闻及杂音。ECG:正常窦性心律和电轴左偏。胸部 X 线片:心脏扩大及升主动脉扩张。心脏 CT 造影:巨大升主动脉瘤(7.23cm×9.77cm)与假性动脉瘤形成,真腔与假腔间可见一个约 1cm 的破口。治疗:封堵器植入术。

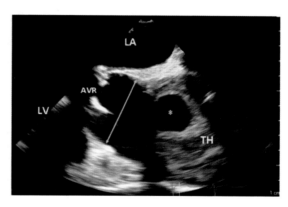

图 5.66　2D TEE 长轴切面,主动脉瓣生物瓣置换(AVR)术后,显示扩张的升主动脉(箭头)及血栓(TH)包绕的假性动脉瘤(*)。◉

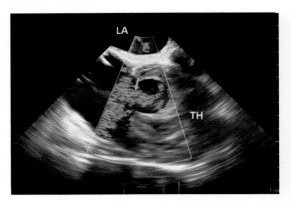

图 5.67 2D TEE 长轴切面，主动脉瓣生物瓣置换术后，彩色多普勒显示由主动脉到假性动脉瘤的血流信号（箭头）。

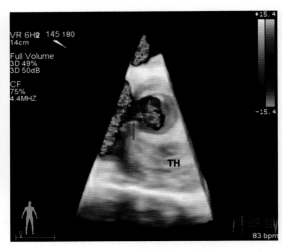

图 5.69 3D TEE 长轴观，主动脉瓣生物瓣置换术后，彩色多普勒显示升主动脉近端血栓包绕的假性动脉瘤与主动脉交通口血流信号（箭头）。

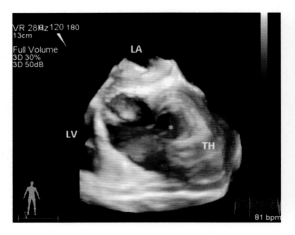

图 5.68 3D TEE 长轴观，主动脉瓣生物瓣置换术后，显示升主动脉近端血栓（TH）包绕的假性动脉瘤（*）。

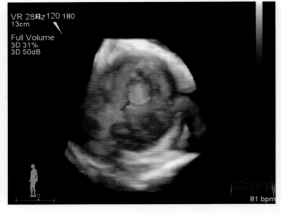

图 5.70 3D TEE 升主动脉侧面观，显示升主动脉与假性动脉瘤间的交通口（箭头）。

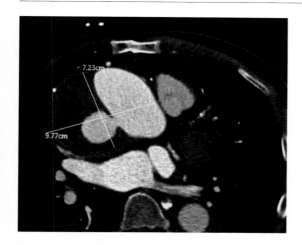

图 5.71　对比增强 CT 图像，显示巨大升主动脉瘤（7.23cm×9.77cm）与假性动脉瘤形成，真腔与假腔间可见一个约 1cm 的破口。

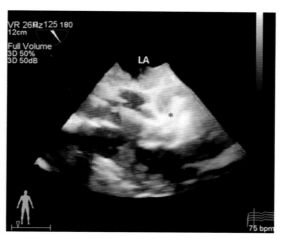

图 5.73　3D TEE 长轴观，显示术中封堵器(*)释放，封堵升主动脉与假性动脉瘤间交通。

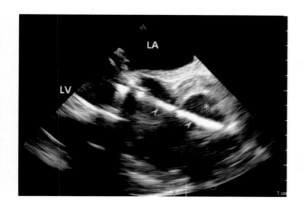

图 5.72　2D TEE 长轴切面，封堵器植入术中，显示导引导管(三角箭头)从主动脉侧穿过交通口进入假性动脉瘤(*)。

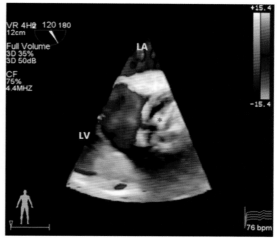

图 5.74　3D TEE 长轴观，封堵器(*)植入术后，彩色多普勒显示仅微量残余分流。

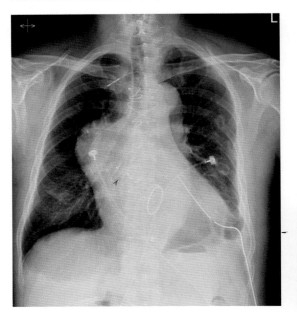

图 5.75　胸部 X 线片,封堵器植入术后,显示释放的封堵器(三角箭头)。

要点

主动脉假性动脉瘤与真性动脉瘤不同,前者包含主动脉壁全层断裂。

5.9　Valsalva 窦瘤破裂行封堵器植入术

女性,29 岁,既往体健,发生胸部紧缩感及劳力性呼吸困难。听诊:心律齐,胸骨左缘可闻及 3/6 级收缩期杂音。ECG:正常窦性心律。治疗:分流封堵术。

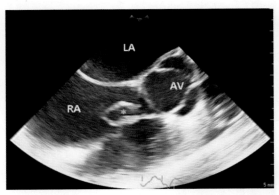

图 5.76　2D TEE 短轴切面,显示无冠窦壁外翻呈"风袋状"突入右心房,形成 Valsalva 窦瘤(*)。

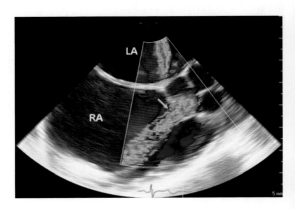

图 5.77　2D TEE 短轴切面,彩色多普勒显示通过 Valsalva 窦瘤破口的马赛克样血流信号(箭头)。

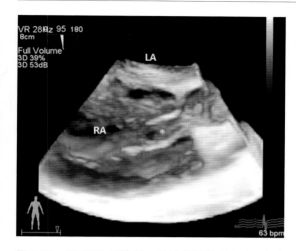

图 5.78　3D TEE 短轴观，显示无冠窦 Valsalva 窦瘤 (*)突入右心房。

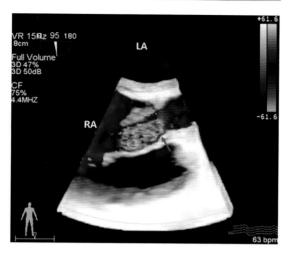

图 5.80　3D TEE 短轴观，彩色多普勒显示 Valsalva 窦瘤破口处主动脉–右心房的分流(箭头)。

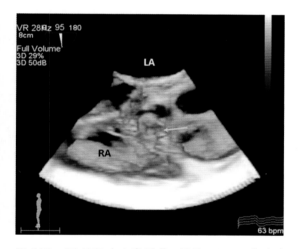

图 5.79　3D TEE 右心房面观，显示 Valsalva 窦瘤破口(箭头)。

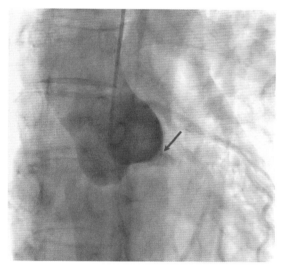

图 5.81　X 线透视显示破裂的 Valsalva 窦瘤细束分流(箭头)。

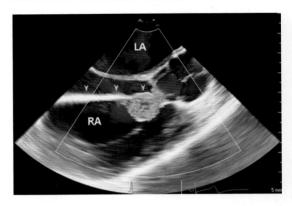

图 5.82　2D TEE 短轴切面,封堵器植入术中,彩色多普勒显示导引导管(三角箭头)从主动脉侧穿过 Valsalva 窦瘤破口进入右心房。

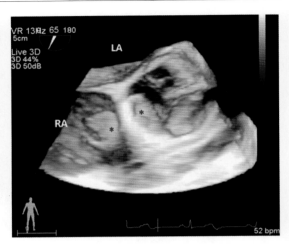

图 5.84　3D TEE 短轴观,封堵器植入术后,显示封堵器(*)堵住主动脉–右心房瘘口。

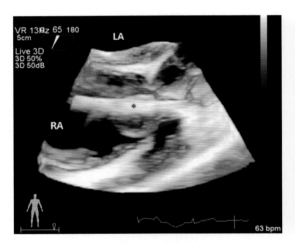

图 5.83　3D TEE 短轴观,封堵器植入术中,显示导引导管(*)从主动脉侧穿过 Valsalva 窦瘤破口进入右心房。

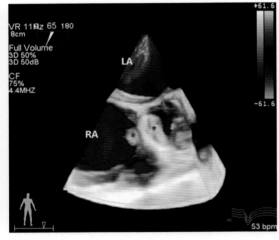

图 5.85　3D TEE 短轴观,封堵器(*)植入术后,显示无残余分流。

要点

　　孤立性 Valsalva 窦瘤的原因可能是先天性、创伤性、感染性心内膜炎、马方综合征或梅毒。介入手段可能是 Valsalva 窦破裂修补的一种替代策略。

推荐读物

Ashoub A, Tang A, Shaktawat S. Extensive aneurysms of sinuses of Valsalva precluding valve sparing aortic root reimplantation (David procedure). Interact Cardiovasc Thorac Surg. 2011;12(3):500–1.

Benedik J, Wendt D, Perrey M, et al. Adjustment of aortic annulus size during David re-implantation (how to do it). Scand Cardiovasc J. 2013;47(4):245–6.

Brinster DR, Parrish DW, Meyers KS, et al. Central aortic cannulation for Stanford type A aortic dissection with the use of three-dimensional and two-dimensional transesophageal echocardiography. J Card Surg. 2014;29(5):729–32.

Cao X, Zhang F, Wang L, Jing H, Li N. Transthoracic minimally invasive closure for the treatment of ruptured sinus of Valsalva Aneurysm: a case report. J Cardiothorac Surg. 2014;9:27.

Červenka L, Melenovský V, Husková Z, et al. Inhibition of soluble epoxide hydrolase does not improve the course of congestive heart failure and the development of renal dysfunction in rats with volume overload induced by aorto-caval fistula. Physiol Res. 2015;64:857–73.

Fujita A, Kurazumi H, Suzuki R, et al. Aortic arch-descending aorta bypass for intraoperative lower body malperfusion during chronic type A aortic dissection repair. Kyobu Geka. 2015;68(6):435–8. Japanese.

Gomero-Cure W, Lowery RC, O'Donnell S. Stent graft-induced new entry tear after endoluminal grafting for aortic dissection repaired with open interposition graft. J Vasc Surg. 2013;58(6):1652–6.

Hashimoto K, Itoh S, Tajima Y, et al. Distal aortic arch aneurysm, acute type B aortic dissection, and acute bilateral limb ischemia treated by two-stage total arch replacement;report of a case. Kyobu Geka. 2015;68(5):371–4. Japanese.

İlkay E, Çelebi ÖÖ, Kaçmaz F, Pampal K. Retrograde approach for percutaneous closure in a patient with ruptured sinus of Valsalva. Turk Kardiyol Dern Ars. 2014;42(8):759–62.

Itoga NK, Kakazu CZ, White RA. Enhanced visual clarity of intimal tear using real-time 3D transesophageal echocardiography during TEVAR of a type B dissection. J Endovasc Ther. 2013;20(2):221–2.

Kassaian SE, Abbasi K, Mousavi M, Sahebjam M. Endovascular treatment of acute type B dissection complicating aortic coarctation. Tex Heart Inst J. 2013;40(2):176–81.

Kieser TM, Spence FP, Kowalewski R. Iatrogenic aortic root and left main dissection during non-emergency coronary surgery: a solution applicable to heavily calcified coronary arteries. Interact Cardiovasc Thorac Surg. 2015;22:246–8.

Lin CH, Murphy J, Balzer DT. Case report: percutaneous closure of an ascending aortic pseudoaneurysm by 3D angiography guidance. Methodist Debakey Cardiovasc J. 2015;11(2):137–9.

Marjanović I, Sarac M, Tomić A, et al. Visceral hybrid reconstruction of thoracoabdominal aortic aneurysm after open repair of type A aortic dissection by the Bentall procedure with the elephant trunk technique–a case report. Vojnosanit Pregl. 2014;71(9):879–83.

Michel S, Hagl C, Juchem G, Sodian R. Type A intramural hematoma often turns out to be a type A dissection. Heart Surg Forum. 2013;16(6):E351–2.

Rajan S, Sonny A, Sale S. Retrograde type A aortic dissection after thoracoabdominal aneurysm repair: early diagnosis with intraoperative transesophageal echocardiography. A A Case Rep. 2015;4(5):58–60.

Rossokha OA, Shelestova IA, Boldyrev SI, et al. Detection of determinants of functional aortic regurgitation in patients with ascending aorta aneurism by transesophageal echocardioscopy. Kardiologiia. 2015;55(3):61–6. Russian.

Sabzi F, Khosravi D. Huge dissected ascending aorta associated with pseudo aneurysm and aortic coarctation feridoun. Acta Med Iran. 2015;53(7):444–7.

Stiver K, Bayram M, Orsinelli D. Aortic root bentall graft disarticulation following repair of type a aortic dissection. Echocardiography. 2010;27(2):E27–9.

Thorsgard ME, Morrissette GJ, Sun B, et al. Impact of intraoperative transesophageal echocardiography on acute type A aortic dissection. J Cardiothorac Vasc Anesth. 2014;28(5):1203–7.

Tourmousoglou C, Meineri M, Feindel C, Brister S. Repair of aorto-left ventricular and aorto-right ventricular fistulas following prosthetic valve endocarditis. J Card Surg. 2013;28(6):654–9.

第 **6** 章　冠状动脉疾病

摘　要

　　本章讨论冠状动脉疾病,包括缺血性二尖瓣反流,左心室心尖部运动消失行 Dor 术,以及心肌梗死后室间隔缺损。

　　除了室壁运动异常,必须注意心肌梗死的并发症。当在围术期评估心室功能时,需注意其随着前负荷、起搏、呼吸运动以及手术操作过程呈动态变化,并且明显受生理变化的影响。

6.1　缺血性二尖瓣反流行二尖瓣修复术

　　男性,61 岁,因心前区紧缩感就诊,院外诊断三支冠状动脉病变和急性心肌梗死。听诊：心律齐, 心尖区可闻及 3/6 级收缩期杂音。ECG:窦性心律,1 度房室传导阻滞,顺时针转位,非特异性 ST-T 段改变。胸部 X 线片:心脏扩大伴左心室扩大。手术:4 支冠状动脉旁路移植术(CABG)(LIMA 到对角支,SVG 至 LAD,SVG 至 DM 和 SVG 至 RCA),以及二尖瓣修复术。

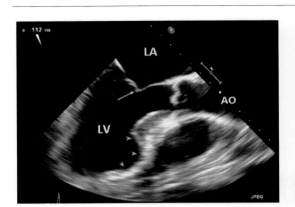

图 6.1　2D TEE 左心室长轴切面，显示心尖部前间隔较小的室壁瘤（三角箭头）以及由于瓣下腱索缺血性牵拉引起的二尖瓣前叶"海鸥"征（箭头）。

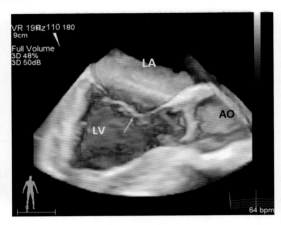

图 6.4　3D TEE 左心室长轴观，显示由于瓣下腱索缺血性牵拉引起的二尖瓣前叶"海鸥"征（箭头）。

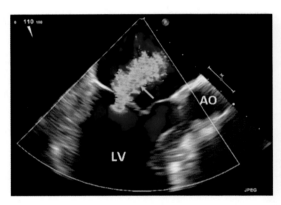

图 6.2　2D TEE 左心室长轴切面，彩色多普勒显示缺血性二尖瓣重度反流（箭头）。

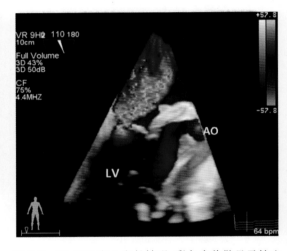

图 6.5　3D TEE 左心室长轴观，彩色多普勒显示缺血性重度二尖瓣反流。

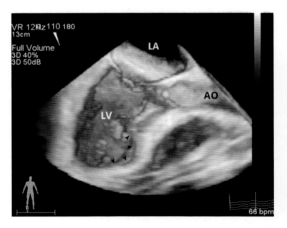

图.6.3　3D TEE 左心室长轴观，显示心尖部前间隔较小的室壁瘤（三角箭头）。

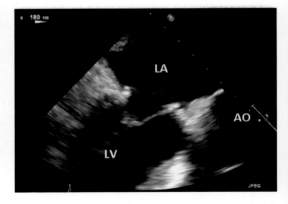

图 6.6　2D TEE 左心室长轴切面，CABG 和二尖瓣成形术后，显示二尖瓣功能正常。

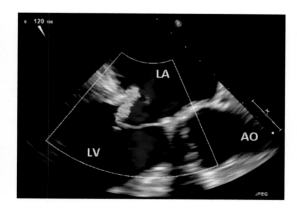

图 6.7　2D TEE 左心室长轴切面,CABG 和二尖瓣成形术后,彩色多普勒显示轻度二尖瓣反流。

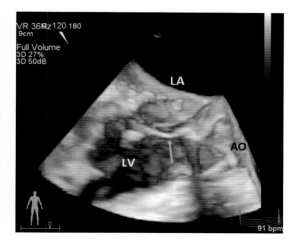

图 6.8　3D TEE 左心室长轴观,CABG 和二尖瓣成形术后,二尖瓣成形环(箭头)。

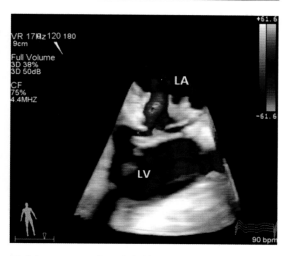

图 6.9　3D TEE 左心室长轴观,CABG 和二尖瓣成形术后,彩色多普勒显示轻度二尖瓣反流。

要点

评估二尖瓣瓣叶、瓣下装置以及心室功能对于分析二尖瓣反流的病因是必不可少的。

6.2 左心室心尖部运动消失合并血栓形成行 Dor 术

男性,24 岁,有痛风病史,因严重胸痛、冷汗、呕吐和轻度呼吸困难就诊。急诊心导管检查显示 LAD 呈瘤样扩张合并血栓栓塞。虽行经皮腔内冠状动脉成形术和血栓抽吸术,但均失败。听诊:心律齐,未闻及明显杂音。ECG:窦性心律,陈旧性前壁心肌梗死合并室壁瘤形成。胸部 CT:心尖圆钝,左冠状动脉优势型。手术:单支冠状动脉旁路移植术(CABG)(SVG 至 LAD)、Dor 术和左心室血栓清除术。

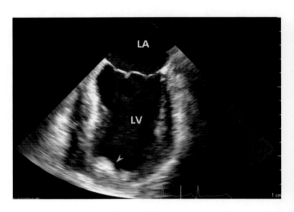

图 6.10　2D TEE 两腔心切面,显示左心室心尖部运动消失合并血栓形成(三角箭头)。

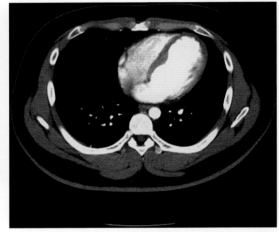

图 6.12　对比增强 CT 显示左心室心尖部圆钝。

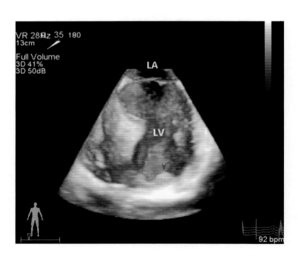

图 6.11　3D TEE 两腔心观,显示左心室心尖部运动消失合并血栓形成(三角箭头)。

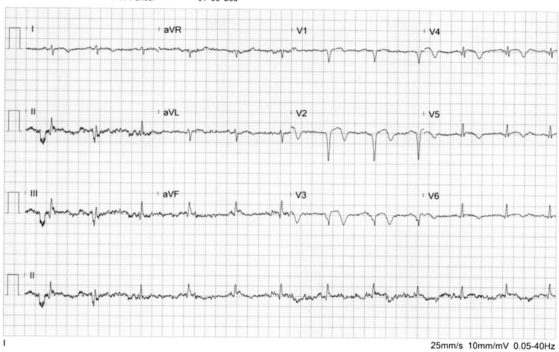

Age: 24 Years
Sex: M

Vent rate:　69 BPM　　sinus rhythm
PR int:　　170 ms　　r/o old anterior wall MI with aneurysm formation
QRS dur:　94 ms
QT/QTc:　430 / 450 ms
P-R-T axes:　　61 95 263

25mm/s 10mm/mV 0.05-40Hz

图 6.13　ECG 显示陈旧性前壁心肌梗死合并室壁瘤形成。

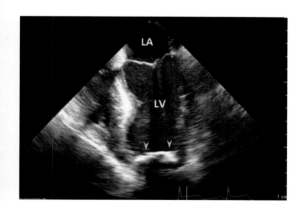

图 6.14　2D TEE 两腔心切面，Dor 术后，显示左心室心尖部修补的补片（三角箭头），该补片用于减少运动消失区域从而提高左心室射血分数。

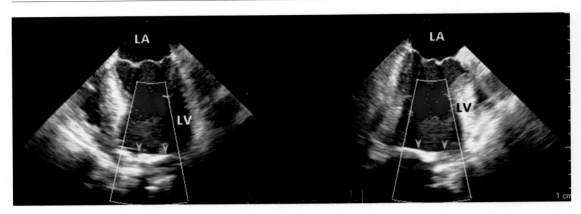

图 6.15   2D TEE 任意多平面,Dor 术后,彩色多普勒显示左心室心尖部修补的补片(三角箭头),该补片将心尖部运动消失区与正常搏动区分离开,进而增加每搏射血量。

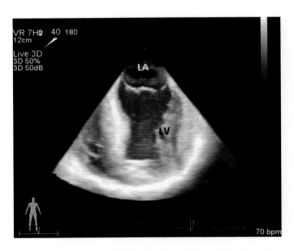

图 6.16   3D TEE 两腔心观,Dor 术后,显示左心室心尖部修补的补片(三角箭头)。

要点

心功能减低会引起血流淤滞和增加血栓形成的可能性。理解心肌节段性运动模型有助于判断病变的冠状动脉。

6.3　左心室心肌梗死后室间隔缺损行封堵术

女性,49 岁,无任何系统病史,最近有胸部紧缩感、胸闷、气紧和劳力性呼吸困难。听诊:心律不齐伴心尖区全收缩期杂音。ECG:窦性心动过速、完全性右束支传导阻滞和前壁 ST 段抬高性心肌梗死。胸部 X 线片:心脏扩大。心导管检查:左心室心尖部矛盾运动、左心室前壁运动减低、中至重度收缩功能减低以及室间隔缺损(VSD)。治疗:室间隔缺损封堵术和左前降支经皮冠状动脉介入术。

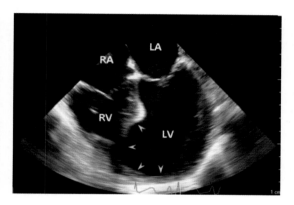

图 6.17　2D TEE 四腔心切面,显示心肌梗死伴左心室心尖段间隔运动消失(三角箭头)。

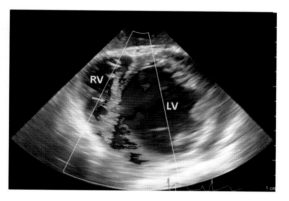

图 6.19　2D TEE 经胃底左心室短轴切面,彩色多普勒显示心肌梗死后室间隔缺损伴左向右分流(箭头)。

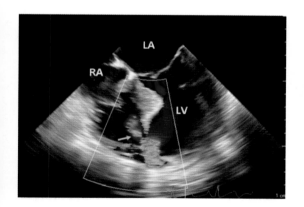

图 6.18　2D TEE 四腔心切面,彩色多普勒显示心肌梗死后心尖部室间隔缺损伴左向右分流(箭头)。

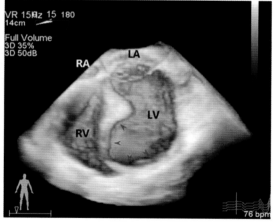

图 6.20　3D TEE 四腔心观,显示心肌梗死伴左心室心尖段间隔运动消失(三角箭头)。

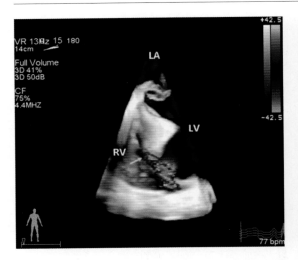

图 6.21　3D TEE 四腔心切面，彩色多普勒显示心肌梗死后心尖部室间隔缺损伴左向右分流 (箭头)。

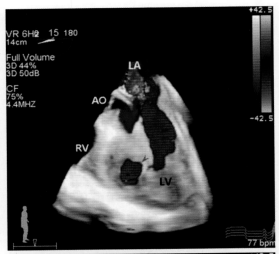

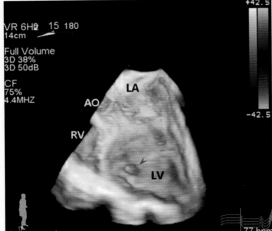

图 6.22 和图 6.23　3D TEE, 彩色多普勒 (上图) 和彩色抑制后 (下图) 左心室面观, 显示心尖部的室间隔缺损 (三角箭头)。

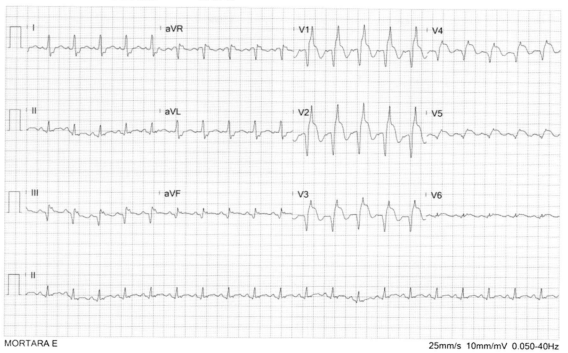

Age: 48 Years
Sex: F

Comment:

Vent rate:　123　BPM
PR int:　139　ms
QRS dur:　162　ms
QT/QTc:　318 / 391　ms
P-R-T axes:　　69　29　21

sinus tachycardia
complete right bundle branch block
anterior wall STEMI

MORTARA E

25mm/s　10mm/mV　0.050-40Hz

图 6.24　ECG 显示前壁 ST 段抬高性心肌梗死。

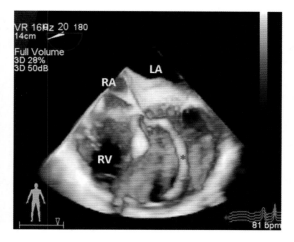

图 6.25　3D TEE 四腔心观,封堵过程中,显示左心室内的导引导管(*)。

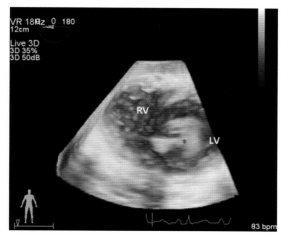

图 6.26　3D TEE 经胃底左心室短轴观,封堵过程中,显示释放封堵器(*)封堵心尖部室间隔缺损处。

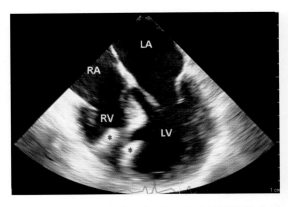

图 6.27　2D TEE 四腔心切面，显示封堵器植入后 (*)。

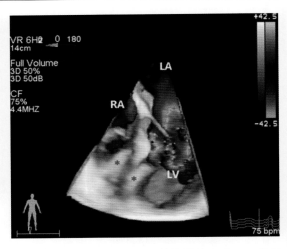

图 6.29　3D TEE 四腔心观,封堵器植入后(*),彩色多普勒显示仅微量残余分流。

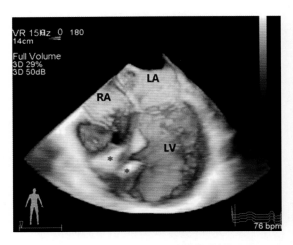

图 6.28　3D TEE 四腔心观,显示封堵器植入后(*)。

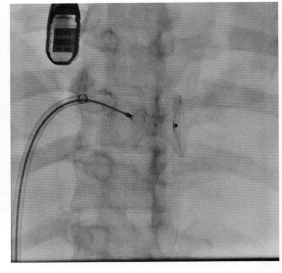

图 6.30　X 线透视,封堵器植入后,显示释放的封堵器(*)。

要点

　　该例室间隔缺损是心肌梗死的并发症。经胃底切面加上 3D TEE 技术可以直接显示室间隔缺损的数目、大小、位置和周围的病变。

推荐读物

Baldasare MD, Polyakov M, Laub GW, et al. Percutaneous repair of post-myocardial infarction ventricular septal defect: current approaches and future perspectives. Tex Heart Inst J. 2014;41(6):613–9.

Egbe AC, Poterucha JT, Rihal CS, et al. Transcatheter closure of postmyocardial infarction, iatrogenic, and postoperative ventricular septal defects: The Mayo Clinic experience. Catheter Cardiovasc Interv. 2015;86:1264–70.

Fattouch K, Castrovinci S, Murana G, et al. Relocation of papillary muscles for ischemic mitral valve regurgitation: the role of three-dimensional transesophageal echocardiography. Innovations (Phila). 2014;9(1): 54–9.

Gianstefani S, Douiri A, Delithanasis I, et al. Incidence and predictors of early left ventricular thrombus after ST-elevation myocardial infarction in the contemporary era of primary percutaneous coronary intervention. Am J Cardiol. 2014;113(7):1111–6.

Grayburn PA, She L, Roberts BJ, et al. Comparison of transesophageal and transthoracic echocardiographic measurements of mechanism and severity of mitral regurgitation in ischemic cardiomyopathy (from the surgical treatment of ischemic heart failure trial). Am J Cardiol. 2015;116(6):913–8.

Osaki S, Edwards NM, Kohmoto T. Strategies for left ventricular assist device insertion after the Dor procedure. J Heart Lung Transplant. 2009;28(5):520–2.

Shabestari MM, Ghaderi F, Hamedanchi A. Transcatheter closure of postinfarction ventricular septal defect: a case report and review of literature. J Cardiovasc Thorac Res. 2015;7(2):75–7.

Trivedi KR, Aldebert P, Riberi A, et al. Sequential management of post-myocardial infarction ventricular septal defects. Arch Cardiovasc Dis. 2015;108(5):321–30.

Zeng X, Nunes MC, Dent J, et al. Asymmetric versus symmetric tethering patterns in ischemic mitral regurgitation: geometric differences from three-dimensional transesophageal echocardiography. J Am Soc Echocardiogr. 2014;27(4):367–75.

Zou H, Zhang Y, Tong J, Liu Z. Multidetector computed tomography for detecting left atrial/left atrial appendage thrombus: a meta-analysis. Intern Med J. 2015;45(10):1044–53.

第 **7** 章　先天性心脏病

摘　要

　　本章讨论先天性心脏病，包括主动脉瓣下狭窄，ASD 或 VSD 行介入封堵或者外科修补术的病例。

　　3D TEE 可以从多个角度准确评估 ASD 和 VSD 的形态和病理改变，监测发现任何需要立即处理的术中突发事件，评估治疗效果以及有无残余分流。

7.1　卵圆孔未闭行封堵器植入

　　男性，22 岁，漏斗胸术后发现有卵圆孔未闭(PFO)，因胸部不适和头晕入院。听诊：心律齐，无明显杂音；ECG：窦性心动过速。治疗：PFO 封堵。

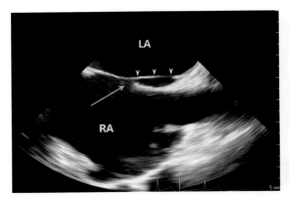

图 7.1　2D TEE 双腔静脉切面,显示 PFO(三角箭头)被一个瓣状结构覆盖(箭头)。

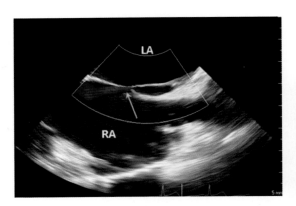

图 7.2　2D TEE 双腔静脉切面,彩色多普勒显示经 PFO 的左向右分流束(箭头)。

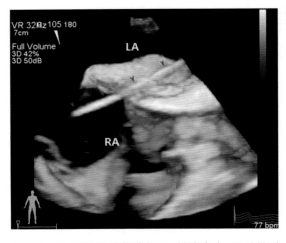

图 7.3　3D TEE 双腔静脉切面,封堵术中,显示导引导管(三角箭头)通过 PFO。

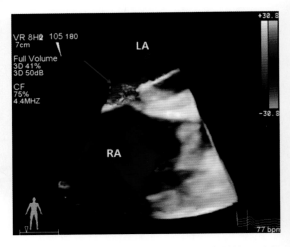

图 7.4　3D TEE 双腔静脉切面,在封堵器植入过程中,彩色多普勒显示导引导管通过 PFO 和左向右分流(箭头)。

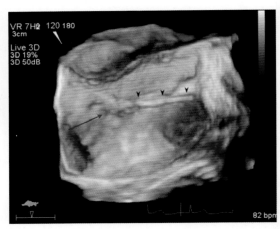

图 7.5　3D TEE 左心房面观,封堵器植入过程中,显示导引导管(三角箭头)通过 PFO(箭头)。

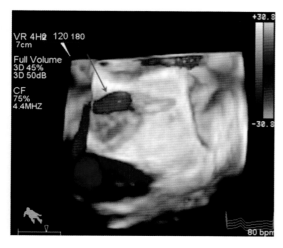

图 7.6 3D TEE 左心房面观,封堵器植入过程中,彩色多普勒显示通过 PFO 的左向右分流(箭头)。⊙

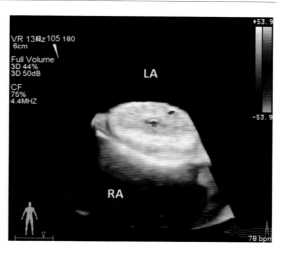

图 7.9 3D TEE 双腔静脉切面,封堵器植入后,彩色多普勒显示 PFO 成功封堵,无残余分流。⊙

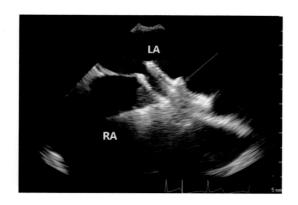

图 7.7 2D TEE 双腔静脉切面,封堵器植入后,显示 PFO 被封堵器封堵(箭头)。

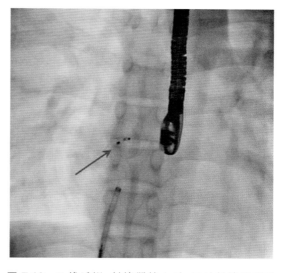

图 7.10 X 线透视,封堵器植入后,显示封堵器成功释放(箭头)。

要点

　　双腔静脉切面的优点是超声声束与房间隔垂直,可提供房间隔的高质量图像。PFO 是卒中的高危因素,对 PFO 患者行介入治疗非常安全。

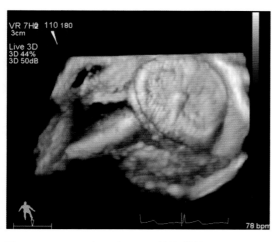

图 7.8 3D TEE 左心房面观,封堵器植入后,显示封堵器成功释放。⊙

7.2　原发孔型房间隔缺损

女性，48 岁，因为劳力性呼吸困难和胸痛就诊。听诊：心律齐，心尖区可闻及 3/6 级收缩期杂音。ECG：窦性心律和不完全性右束支传导阻滞。胸部 X 线片：心脏轻度扩大。右心导管：房间隔缺损（ASD）和二尖瓣中至重度反流。手术：房间隔补片修补术，二尖瓣和三尖瓣修复术。

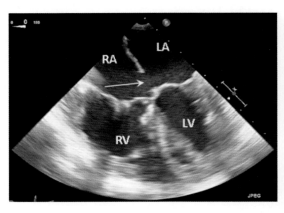

图 7.11　2D TEE 四腔心切面，显示原发孔型房间隔缺损（箭头）和缺损毗邻的中心纤维体。可见扩大的右心房和右心室。

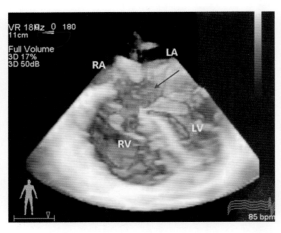

图 7.13　3D TEE 四腔心观，显示原发孔型房间隔缺损（箭头）和缺损毗邻的中心纤维体。

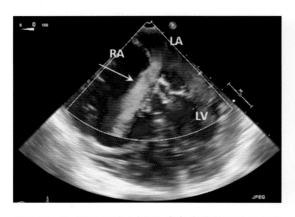

图 7.12　2D TEE 四腔心切面，彩色多普勒显示左向右分流束（箭头）通过原发孔型房间隔缺损进入扩大的右心房和右心室。

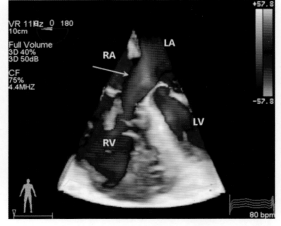

图 7.14　3D TEE 四腔心观，彩色多普勒显示左向右分流束（箭头）通过原发孔型房间隔缺损进入扩大的右心房和右心室。

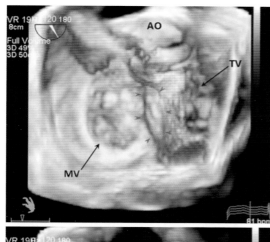

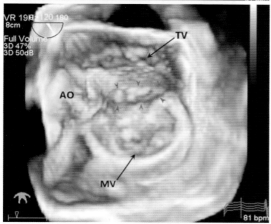

图 7.15 和图 7.16 3D TEE 心房面观，显示原发孔型房间隔缺损（三角箭头）邻近房室间隔。 ◉

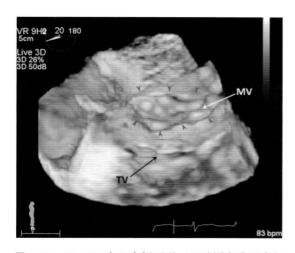

图 7.17 3D TEE 右心房侧面观，显示原发孔型房间隔缺损（三角箭头）邻近房室间隔。 ◉

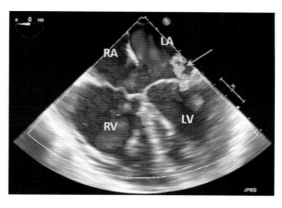

图 7.18 2D TEE 四腔心切面，彩色多普勒显示与原发孔房间隔缺损相关的瓣膜异常所致的二尖瓣中至重度反流（箭头）。 ◉

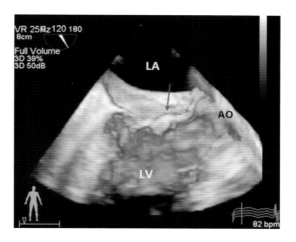

图 7.19 3D TEE 长轴观，显示与原发孔型房间隔缺损相关的二尖瓣异常（箭头）。 ◉

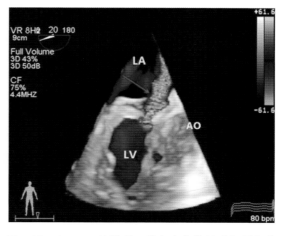

图 7.20 3D TEE 长轴观，彩色多普勒显示与原发孔型房间隔缺损相关的中至重度二尖瓣反流（箭头）。 ◉

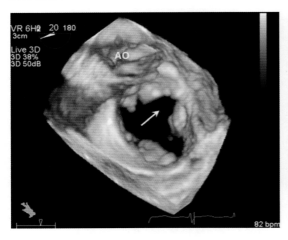

图 7.21　3D TEE 二尖瓣鸟瞰图，显示二尖瓣裂缺和二尖瓣前叶不连续(箭头)。

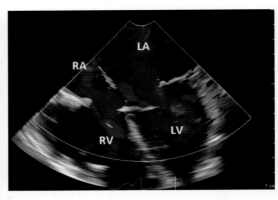

图 7.24　2D TEE 四腔心切面，房间隔缺损补片修补、二尖瓣和三尖瓣修复术后,彩色多普勒显示微量房间隔残余分流和二尖瓣反流。

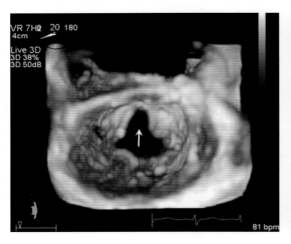

图 7.22　3D TEE 左心室面观，显示二尖瓣裂缺和二尖瓣前叶不连续(箭头)。

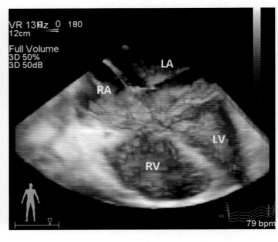

图 7.25　3D TEE 四腔心切面,房间隔缺损补片修补、二尖瓣和三尖瓣修复术后,显示完整的房间隔和二尖瓣功能正常。

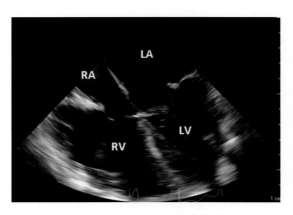

图 7.23　2D TEE 四腔心切面,房间隔缺损补片修补、二尖瓣和三尖瓣修复术后,显示完整的房间隔和二尖瓣功能正常。

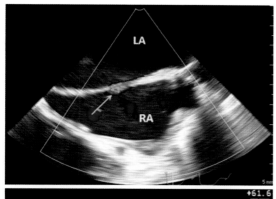

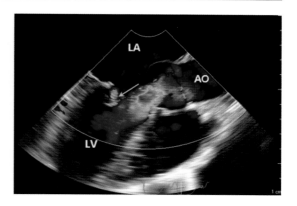

图 7.29 2D TEE 长轴切面,房间隔缺损补片修补、二尖瓣和三尖瓣修复术后,彩色多普勒显示微量二尖瓣反流(箭头)。

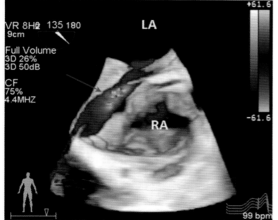

图 7.26 和图 7.27 2D(上图)和 3D(下图)TEE,房间隔缺损补片修补、二尖瓣和三尖瓣修复术后,彩色多普勒显示房间隔微量残余分流(箭头)。●

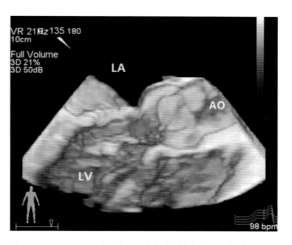

图 7.30 3D TEE 长轴观,房间隔缺损补片修补、二尖瓣和三尖瓣修复术后,显示二尖瓣功能正常。●

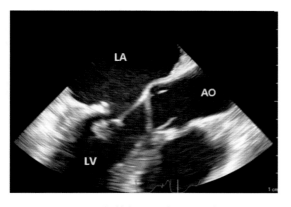

图 7.28 2D TEE 长轴切面,房间隔缺损补片修补、二尖瓣和三尖瓣修复术后,显示二尖瓣功能正常。

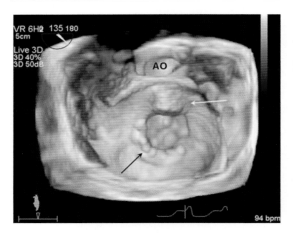

图 7.31　3D TEE 二尖瓣鸟瞰图，房间隔缺损补片修补术后(白色箭头)和二尖瓣修复后(黑色箭头)。

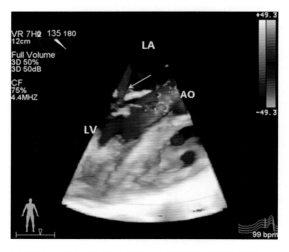

图 7.32　2D TEE 长轴切面,房间隔缺损补片修补、二尖瓣和三尖瓣修复术后,彩色多普勒显示二尖瓣微量反流(箭头)。

要点

3D TEE 可以从左心室面观察二尖瓣裂缺。裂缺边缘有明显增厚和纤维化。

7.3 继发孔型房间隔缺损行封堵器植入

女性,89 岁,患有房间隔缺损(ASD)和高血压,自诉呼吸急促和胸部不适。听诊:心律齐,胸骨左缘第二肋间可闻及 2/6 级收缩期杂音。ECG:窦性心动过速,1 度房室传导阻滞,电轴顺时针转位和心肌缺血。胸部 X 线片:心脏扩大,肺动脉主干和左、右分支突出。冠状动脉造影术:单支冠状动脉病变。治疗:ASD 封堵。

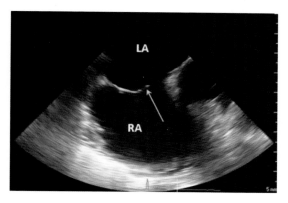

图 7.33 2D TEE 短轴切面,显示扩大的右心房和房间隔中份继发孔型 ASD(箭头)。

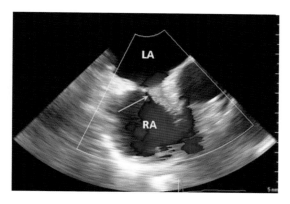

图 7.35 2D TEE 短轴切面,彩色多普勒显示通过 ASD 的左向右分流(箭头)。

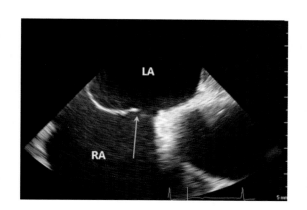

图 7.34 2D TEE 短轴切面,显示房间隔中份继发孔型 ASD(箭头)。

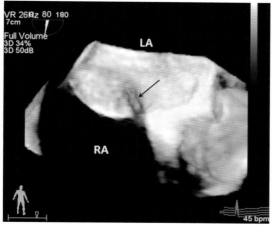

图 7.36 3D TEE 显示继发孔 ASD(箭头)位于房间隔中份。

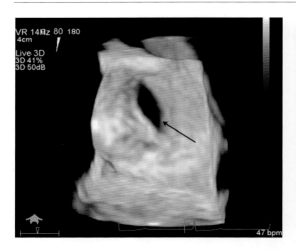

图 7.37 3D TEE 左心房面观,显示房间隔中份的继发孔型 ASD(箭头)。

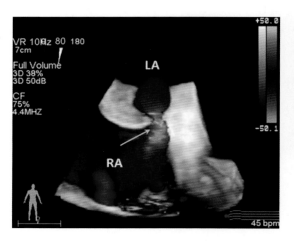

图 7.38 3D TEE,彩色多普勒显示通过 ASD 的左向右分流(箭头)。

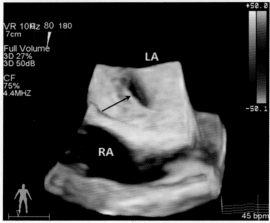

图 7.40 和图 7.41 3D TEE 彩色多普勒(上图)和彩色抑制图像(下图)显示通过 ASD 的分流(箭头)。

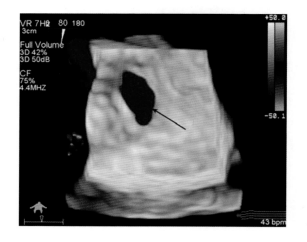

图 7.39 3D TEE 左心房面观,彩色多普勒显示通过 ASD 的分流(箭头)。

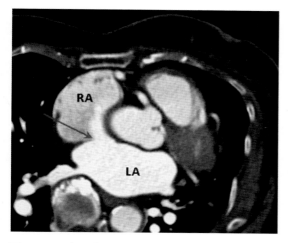

图 7.42 对比增强 CT 显示房间隔中份继发孔型 ASD(箭头)。

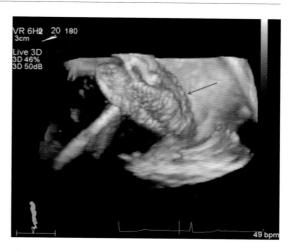

图 7.44 3D TEE 左心房面观,显示封堵器(箭头)释放,封堵继发孔型 ASD。⊙

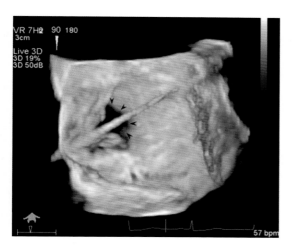

图 7.43 3D TEE 左心房面观,封堵器植入过程中,显示导引导管穿过房间隔(三角箭头)。⊙

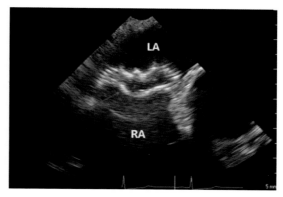

图 7.45 2D TEE,封堵器植入后,显示继发孔型 ASD 已被封堵器封堵(箭头)。

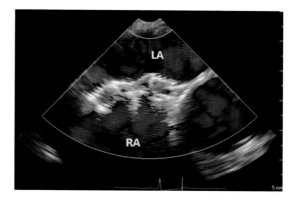

图 7.46 2D TEE,彩色多普勒显示封堵器植入后微量残余分流。

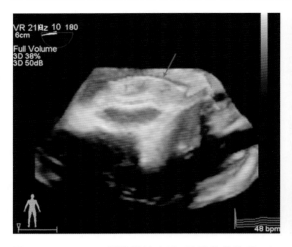

图 7.47　3D TEE,封堵器植入后,显示继发孔型 ASD 已被封堵器封堵(箭头)。⚫

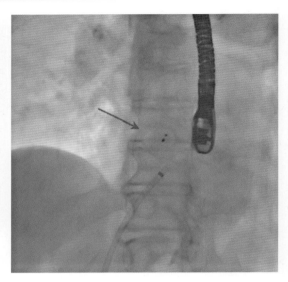

图 7.49　X 线透视显示已经释放的封堵器(箭头)。

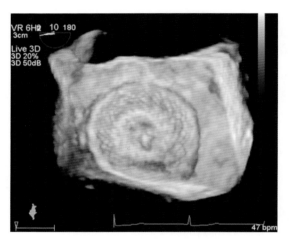

图 7.48　3D TEE 左心房面观,封堵器植入后,显示继发孔型 ASD 被封堵器封堵。⚫

要点

　　继发孔型 ASD 位于房间隔中份,封堵术前行 TEE 检查对于评估患者 ASD 残端情况,是否适合置入封堵器非常必要。

7.4　房间隔封堵器脱落栓塞

男性,43 岁,偶然被诊断为继发孔型房间隔缺损("瑞士奶酪"状多发 ASD),入院接受进一步治疗。听诊:心律齐,胸骨旁可闻及 2/6 级收缩期杂音。胸部 X 线片:心脏大小临界。心脏对比增强 CT:冠状动脉钙化评分为 0 分,

小房间隔缺损。患者拒绝行手术修补,选择行介入封堵治疗。封堵过程中,放入两枚封堵器后,依然有明显分流。在放入第三枚封堵器时,第一枚封堵器脱入左心房内,并迅速移到右髂动脉并形成栓塞。该封堵器随后被推回降主动脉近端。急诊手术开胸取出脱落的封堵器并行 ASD 补片修补。

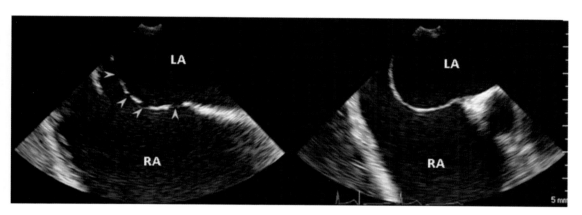

图 7.50　2D TEE 任意多平面,显示房间隔中份四处连续性中断(三角箭头)。

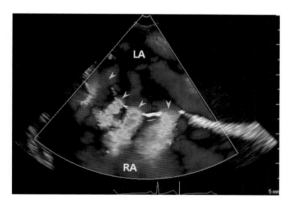

图 7.51　2D TEE 短轴切面,彩色多普勒显示通过房间隔缺损的四束左向右分流束(三角箭头)。

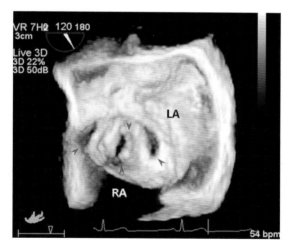

图 7.52　3D TEE,从左心房面向右心房面观察,显示房间隔的四处缺损(三角箭头)。

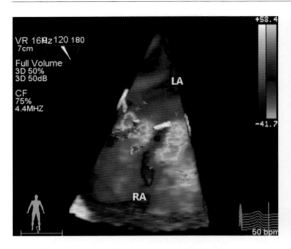

图 7.53　3D TEE 短轴观，彩色多普勒显示通过 ASD 的左向右分流束（三角箭头）。⊙

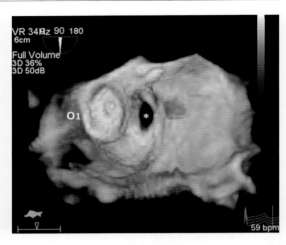

图 7.55　3D TEE，第一枚封堵器（O1）释放后，缺损仍存在（* 和三角箭头）。⊙

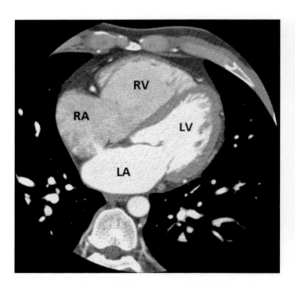

图 7.54　心脏对比增强 CT，显示扩大的右心房室和房间隔中份小缺损（三角箭头）。

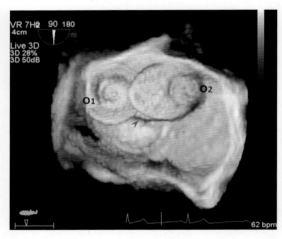

图 7.56　3D TEE，第二枚封堵器（O2）释放后，依然可见残余缺损（三角箭头）。⊙

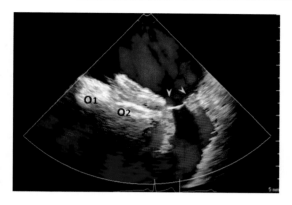

图 7.57　2D TEE，第一枚(O1)和第二枚(O2)封堵器释放后，彩色多普勒显示依然有分流束通过缺口(三角箭头)。⊙

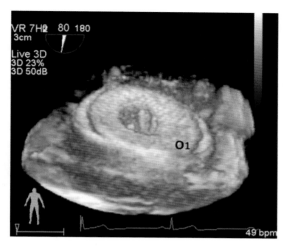

图 7.60　3D TEE 显示降主动脉内的封堵器(O1)。

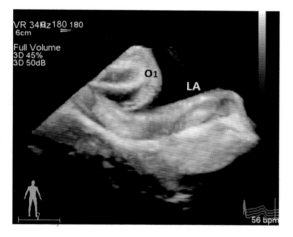

图 7.58　3D TEE 图像，显示在尝试放入第三枚封堵器时，第一枚封堵器(O1)脱入左心房内。⊙

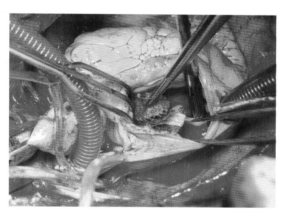

图 7.61　从降主动脉近端取出封堵器的术中图片。

要点

　　介入封堵治疗可用于封堵房间隔缺损，但是房间隔缺损不能太大、数目不能太多，必须要有足够的残端支撑封堵器。

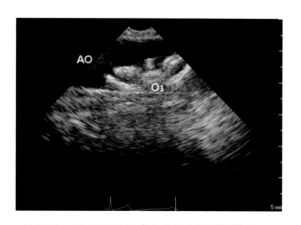

图 7.59　2D TEE 显示降主动脉内的封堵器(O1)。

7.5　嵴上型室间隔缺损行外科补片修补

男性,45 岁,自幼有心脏杂音,因劳力性胸闷、气促和呼吸困难入院。听诊:心律齐,胸骨旁左下缘和肺动脉瓣区可闻及 3/6 级全收缩期杂音。ECG:窦性心律,完全性右束支传导阻滞。心导管:室间隔缺损(VSD)和冠状动脉左前降支心肌桥。手术:VSD 补片修补。

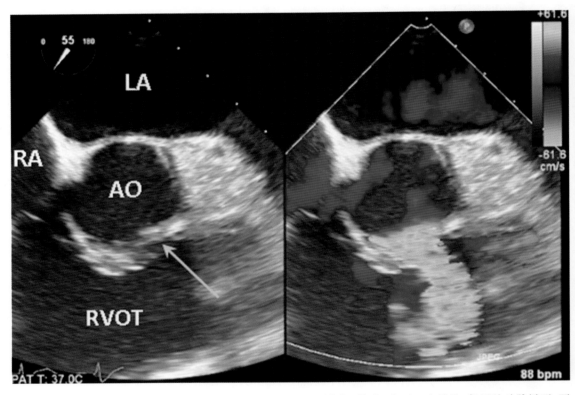

图 7.62　2D TEE 短轴切面,彩色对比模式显示嵴上型室间隔缺损(箭头)位于 5 点钟处,邻近肺动脉瓣下,可见左室流出道向右室流出道的分流束。

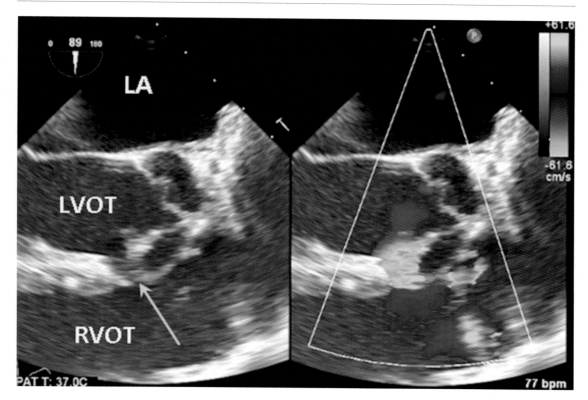

图 7.63 2D TEE 非标准左心长轴切面,彩色对比模式显示嵴上型 VSD(箭头)位于主动脉瓣下,分流束由左心室流出道至右心室流出道。

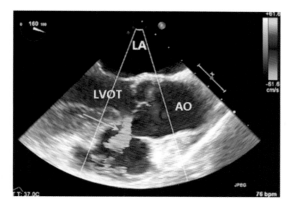

图 7.64 2D TEE 非标准左心室长轴切面，彩色多普勒显示嵴上型 VSD 位于主动脉瓣下，血流由左心室流出道分流(箭头)至右心室流出道。

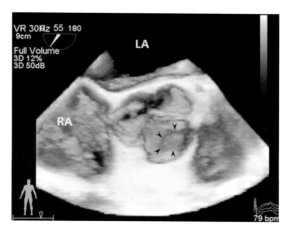

图 7.65 3D TEE 短轴观,显示嵴上型 VSD 位于主动脉瓣下和室上嵴之上(三角箭头)。

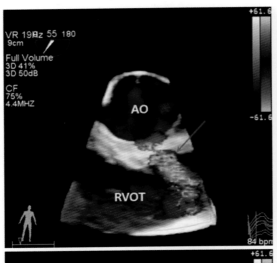

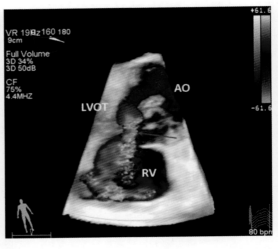

图 7.68　2D TEE 非标准左心室长轴切面，彩色多普勒显示通过嵴上型 VSD 的左向右分流（箭头）。

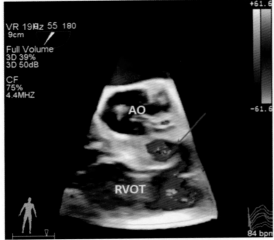

图 7.66 和图 7.67　3D TEE 短轴观，收缩期（上图）和舒张期（下图），彩色多普勒显示通过嵴上型 VSD 的左向右分流（箭头）。

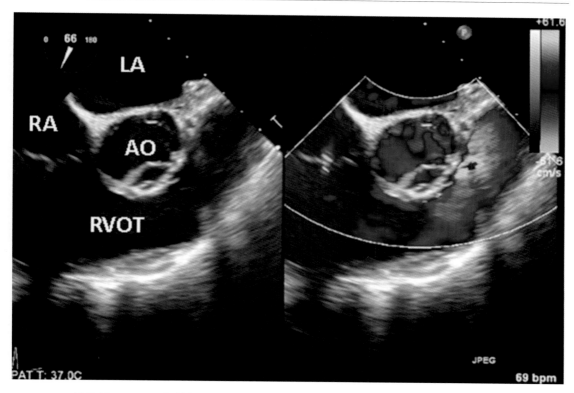

图 7.69 2D TEE 短轴切面,VSD 补片修补术后,彩色对比模式显示心内无残余分流。

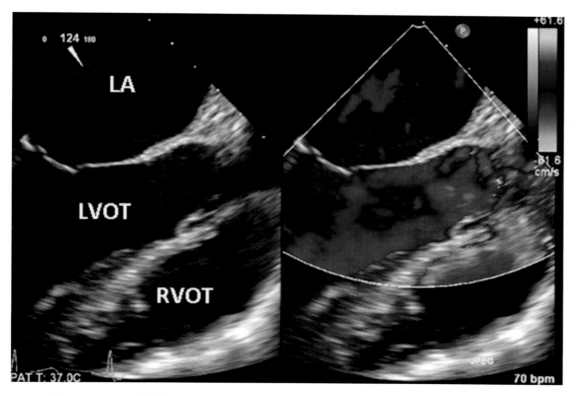

图 7.70 2D TEE 长轴切面,VSD 补片修补术后,彩色对比模式显示心室水平无明显残余分流。

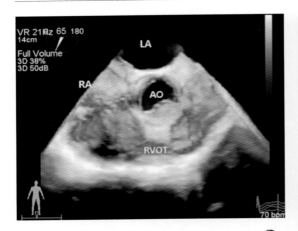

图 7.71   3D TEE 短轴观,VSD 补片修补术后。⊙

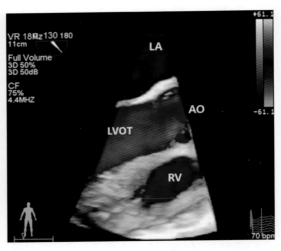

图 7.73   3D TEE 长轴观,VSD 修补术后，彩色多普勒显示心内未见残余分流。⊙

要点

峰上型 VSD,也称为流出道 VSD 或主动脉瓣下 VSD,位于右室流出道间隔、室上嵴之上,主动脉瓣下及肺动脉瓣下方。

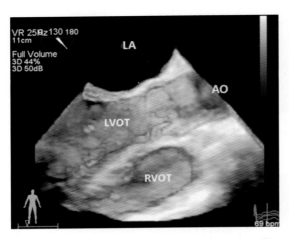

图 7.72   3D TEE 长轴观,VSD 补片修补术后。⊙

7.6　主动脉瓣下狭窄切除

女性,23 岁,自出生即发现先天性孤立主动脉瓣下隔膜性狭窄。近几个月发生劳力性呼吸困难和胸闷。听诊:心尖区可闻及 3/6 级收缩期杂音,向颈部传导及奔马律。ECG:窦性心律,ST-T 段非特异性改变。手术:主动脉瓣下隔膜组织切除术。

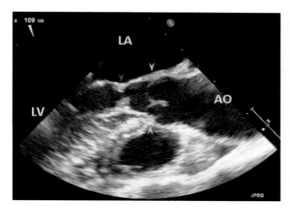

图 7.74　2D TEE 长轴切面,显示主动脉瓣下隔膜(红色三角箭头)位于主动脉瓣下 1.5cm 处(黄色三角箭头)。

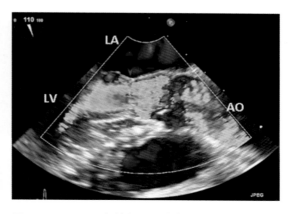

图 7.75　2D TEE 长轴切面,彩色多普勒显示由孤立的主动脉瓣下隔膜狭窄所致的左心室流出道高速血流(三角箭头)。

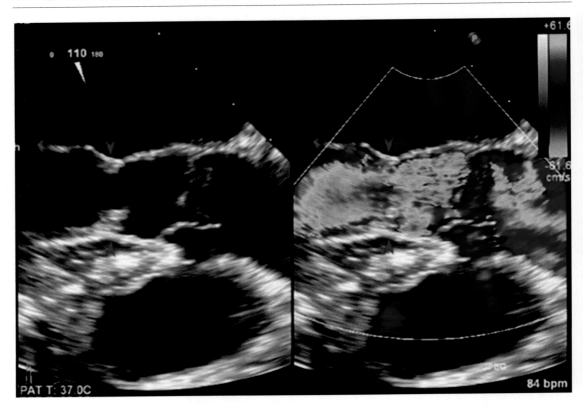

图 7.76　2D TEE 长轴切面，彩色对比模式显示主动脉瓣左心室侧血流混叠，而主动脉瓣开放正常，提示主动脉瓣下狭窄（三角箭头）。

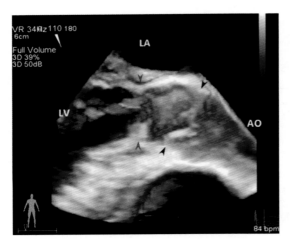

图 7.77　3D TE 长轴观，显示主动脉瓣下隔膜（红色三角箭头）位于主动脉瓣下 1.5cm 处（黑色三角箭头）。

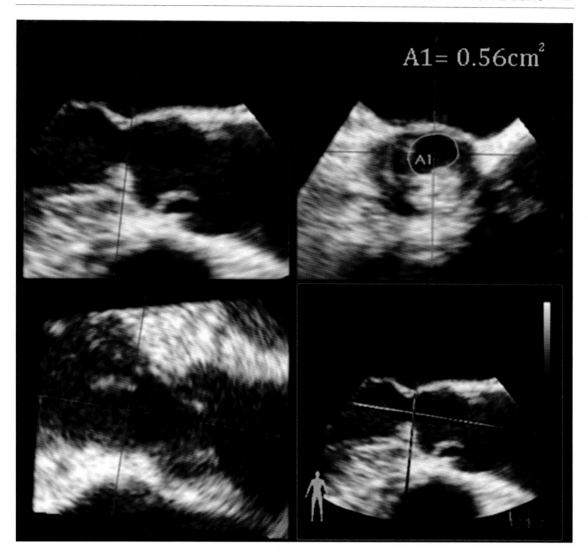

图 7.78　3D TEE 多平面重建(MPR)图像,显示主动脉瓣下狭窄处面积为 0.56cm²。

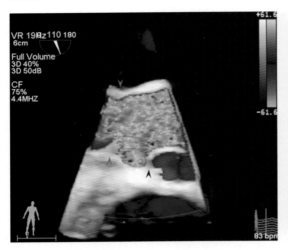

图 7.79　3D TEE 长轴观，彩色多普勒显示主动脉瓣下隔膜(红色三角箭头)及主动脉瓣口血流混叠(黑色三角箭头)。⊙

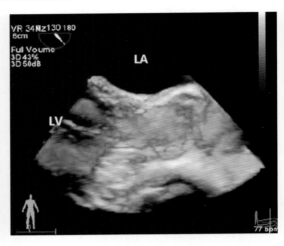

图 7.81　3D TEE 长轴观，主动脉瓣下隔膜组织切除术后，未见主动脉瓣下狭窄。⊙

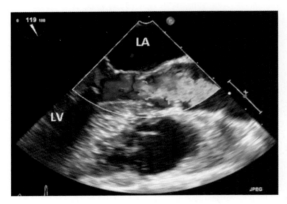

图 7.80　2D TEE 长轴切面，主动脉瓣下隔膜组织切除术后，彩色多普勒显示左心室流出道正常血流束。

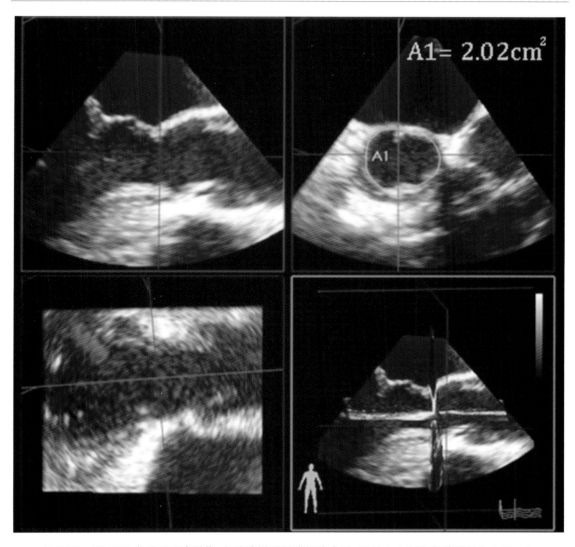

图 7.82　3D TEE 多平面重建图像，主动脉瓣下隔膜切除术后，显示左心室流出道面积为 2.02cm²。

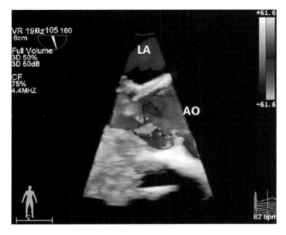

图 7.83　3D TEE 长轴观，主动脉瓣下隔膜切除术后，
彩色多普勒显示左心室流出道正常血流。

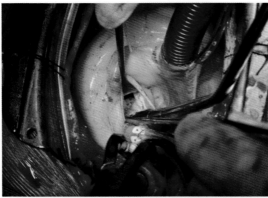

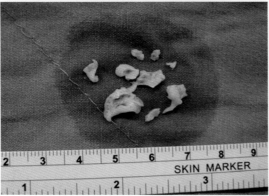

图 7.84 和图 7.85　术中图像（上图）和切除组织的大体标本（下图）。

要点

　　如果主动脉血流加速，而瓣膜形态及活动正常，应怀疑主动脉瓣下狭窄或动力梗阻。

推荐读物

Assaidi A, Sumian M, Mauri L, et al. Transcatheter closure of complex atrial septal defects is efficient under intracardiac echocardiographic guidance. Arch Cardiovasc Dis. 2014;107(12):646–53.

Baruteau AE, Petit J, Lambert V, et al. Transcatheter closure of large atrial septal defects: feasibility and safety in a large adult and pediatric population. Circ Cardiovasc Interv. 2014;7(6):837–43.

Bayar N, Arslan Ş, Çağırcı G, et al. Assessment of morphology of patent foramen ovale with transesophageal echocardiography in symptomatic and asymptomatic patients. J Stroke Cerebrovasc Dis. 2015;24(6):1282–6.

Chen HY, Pan CZ, Shu XH. Partially unroofed coronary sinus diagnosed by real-time dimensional transesophageal echocardiagraphy after operation of secundum atrial septal defect. Int J Cardiovasc Imaging. 2015;31(1):45–6.

Choi AD, Ahmad S, Mathias M, et al. Diagnosis and surgical management of subaortic stenosis and mitral valve systolic anterior motion. J Heart Valve Dis. 2013;22(4):599–602.

Demirkol S, Barçın C, et al. Percutaneous closure of second secundum atrial septal defect under guidance of three-dimensional transesophageal echocardiography guidance. Anadolu Kardiyol Derg. 2013;13(4):E22–3.

Hartlage GR, Consolini MA, Pernetz MA, et al. Bad company: supracristal VSD presenting with ruptured sinus of valsalva aneurysm. a case presentation with echocardiographic depiction and an analysis of contemporary literature. Echocardiography. 2015;32(3):575–83.

Jeng W, Ming CH, Shen KT, et al. Atrial septal occluder device embolization to an iliac artery: a case highlighting the utility of three-dimensional transesophageal echocardiography during percutaneous closure. Echocardiography. 2012;29:1128–31.

Jung P, Sohn HY. 35-year-old woman with unclear cardiac surgery in infancy. Operation of atrial septal defect type 1 (ostium primum defect) with mitral valve involvement. Dtsch Med Wochenschr. 2012;137(14):713–4.

Kuroda M, Kumakura M, Sato T, Saito S. The usefulness of three-dimensional transesophageal echocardiography for a primum atrial septal defect. Anesth Analg. 2015;121(5):1151–4.

Mihara H, Shibayama K, Harada K, et al. LV outflow tract area in discrete subaortic stenosis and hypertrophic obstructive cardiomyopathy: a real-time 3-dimensional transesophageal echocardiography study. JACC Cardiovasc Imaging. 2014;7(4):425–8.

Sugasawa Y, Hayashida M, Inada E. Discrete subaortic stenosis diagnosed intraoperatively. J Anesth. 2014;28(2):311.

Zhang S, Zhu D, An Q, et al. Minimally invasive perventricular device closure of doubly committed subarterial ventricular septaldefects: single center long-term follow-up results. J Cardiothorac Surg. 2015;10(1):119.

第 **8** 章　心肌病

摘　要

　　本章讲解心肌病。肥厚型心肌病是常见的心脏遗传性疾病,绝大多数以左心室非对称性肥厚为特征。

　　肥厚型心肌病的患者常常引起高血压或需要通过外科手术矫正的二尖瓣收缩期前向运动。

8.1　心尖肥厚型心肌病合并重度二尖瓣反流行二尖瓣成形术

　　男性,60岁,有心房颤动和甲状腺部分切除术后甲状腺功能亢进病史, 因活动后呼吸困难加重而就诊。听诊:心律不齐,心尖区可闻及2/6级收缩期杂音。ECG:心房颤动,左心室肥厚伴劳损,逆时针转位。心导管检查:左心室心尖肥厚,收缩功能正常,合并二尖瓣重度反流。手术:二尖瓣、三尖瓣成形术及房颤消融术。

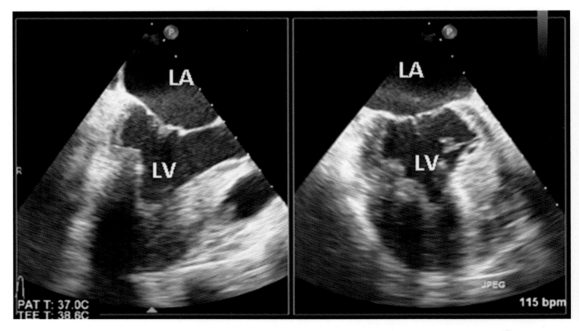

图 8.1　2D TEE 任意多平面，显示左心室心尖肥厚型心肌病，左心室收缩功能正常。⬤

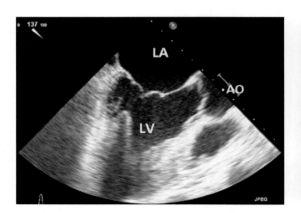

图 8.2　2D TEE 左心室长轴切面，显示局限于心尖的肥厚以及整个心动周期中左心室心腔呈"黑桃"形。⬤

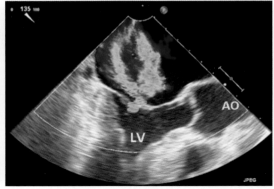

图 8.3　2D TEE 左心室长轴切面，彩色多普勒显示二尖瓣重度反流。⬤

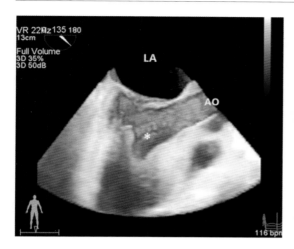

图 8.4　3D TEE 左心室长轴观,显示局限于心尖的肥厚以及左心室心腔呈"黑桃"形(*)。

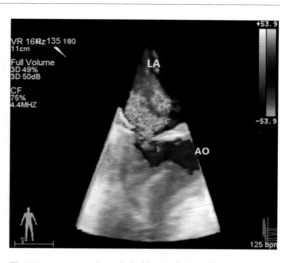

图 8.6　3D TEE 左心室长轴观,彩色多普勒显示由于二尖瓣前叶脱垂导致的重度二尖瓣反流。

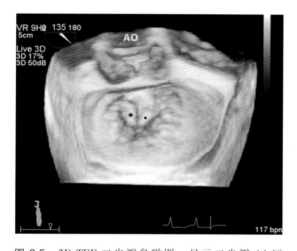

图 8.5　3D TEE 二尖瓣鸟瞰图,显示二尖瓣 A1 区(*)和 A2 区(●)脱垂。

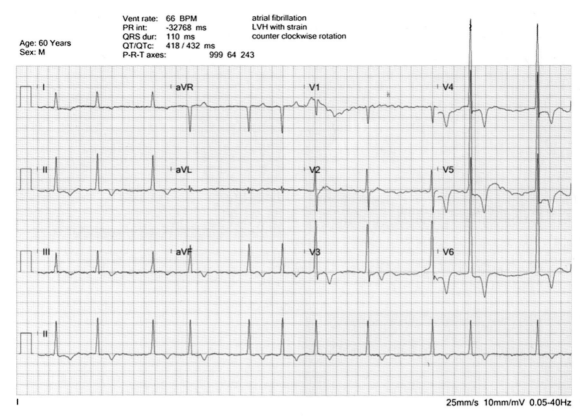

图 8.7 　ECG 显示心房颤动、左心室肥厚伴劳损以及逆时针转位。

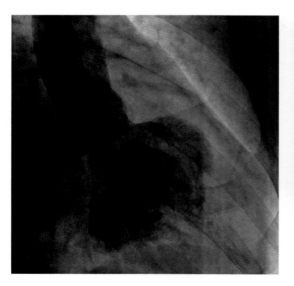

图 8.8 　X 线透视显示"黑桃"形的左心室，提示心尖肥厚型心肌病。

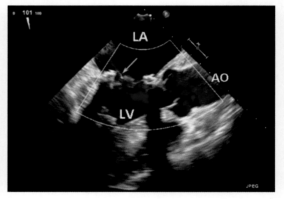

图 8.9 　2D TEE 左心室长轴切面，二尖瓣成形术后，彩色多普勒显示二尖瓣轻度反流（箭头）。

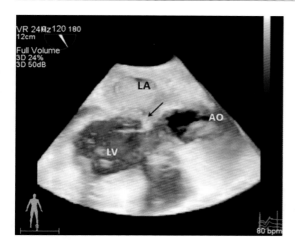

图 8.10 3D TEE 左心室长轴观，显示成形的二尖瓣和缝线（箭头）。

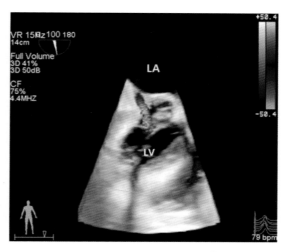

图 8.12 3D TEE 左心室长轴观，二尖瓣成形术后，彩色多普勒显示二尖瓣轻度反流。

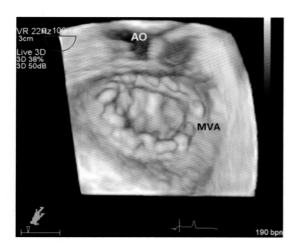

图 8.11 3D TEE 二尖瓣鸟瞰图，二尖瓣成形术后（MVA）。

要点

心尖肥厚型心肌病是肥厚型心肌病的少见类型，常常累及左心室心尖部以及合并心律失常。

8.2　肥厚型梗阻性心肌病行心肌切除和二尖瓣置换术

男性，42 岁，有高血压和 2 型糖尿病病史，平时用药物控制。因间断性胸痛和活动后呼吸困难而就诊。听诊：心律齐，心尖区可闻及 2/6 级收缩期杂音。ECG：双心房扩大，左心室肥厚伴劳损，陈旧性前间壁心肌梗死。心导管检查：肥厚型心肌病伴左心室流出道动力性梗阻合并二尖瓣重度反流，两支冠状动脉病变。手术：二尖瓣置换、室间隔心肌切除和两支冠状动脉旁路移植术（CABG）（SVG 至 LAD 和第 2 对角支）。

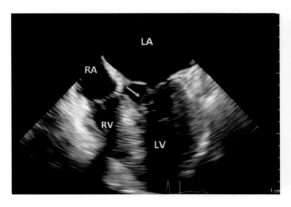

图 8.13　2D TEE 四腔心切面，显示收缩末期二尖瓣前向运动（箭头）。

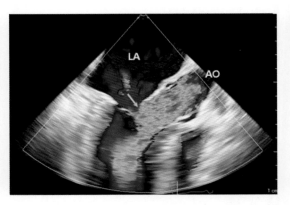

图 8.15　2D TEE 左心室长轴切面，彩色多普勒显示由于主动脉瓣下动力性梗阻引起的左心室流出道湍流（箭头）。

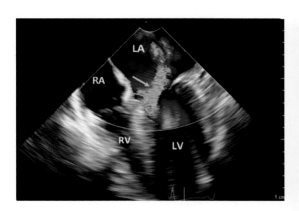

图 8.14　2D TEE 四腔心切面，彩色多普勒显示由于二尖瓣收缩期前向运动引起的二尖瓣重度偏心性反流（箭头）。

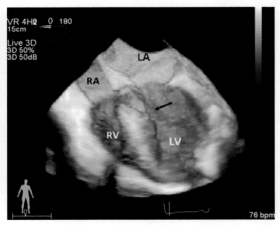

图 8.16　3D TEE 四腔心切面，显示收缩末期二尖瓣前向运动（箭头）。

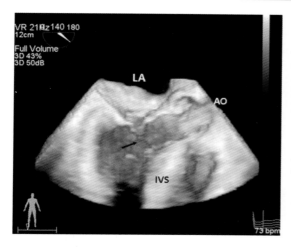

图 8.17　3D TEE 左心室长轴观，显示二尖瓣收缩期前向运动(箭头)和左心室流出道动力性梗阻。⬤

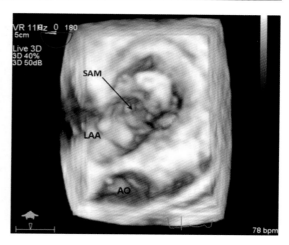

图 8.19　3D TEE 左心房面观，显示二尖瓣收缩期前向运动(SAM,箭头),提示左心室流出道梗阻。⬤

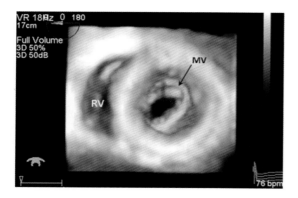

图 8.18　3D TEE 二尖瓣短轴心室面观，显示左心室肥厚型心肌病(箭头)。⬤

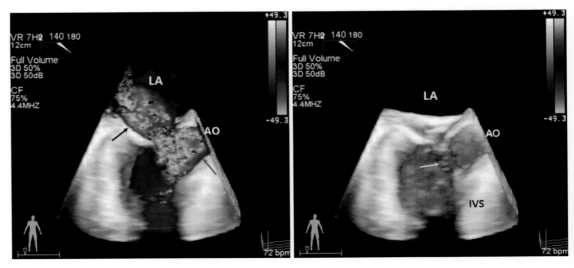

图 8.20 和图 8.21　3D TEE 左心室长轴观,彩色多普勒(左图)和彩色抑制后(右图)显示由于二尖瓣收缩期前向运动(黄色箭头)引起的重度二尖瓣偏心性反流(黑色箭头)和左心室流出道湍流(红色箭头)。

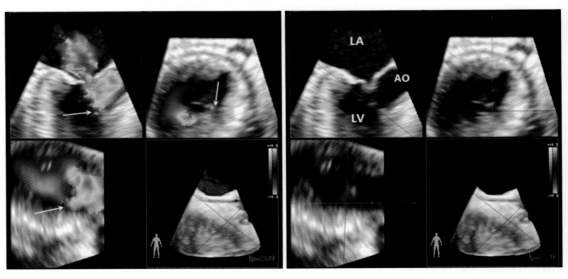

图 8.22 和图 8.23　3D TEE 多平面重建,彩色多普勒(左图)和彩色抑制后(右图)显示二尖瓣重度偏心性反流和左心室流出道梗阻及其血流汇聚区(箭头)。

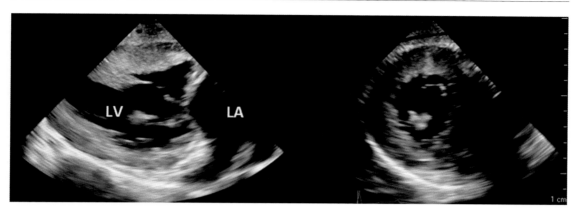

图 8.24　2D TEE 经胃底任意多平面,显示左心室肥厚型心肌病伴收缩功能正常。

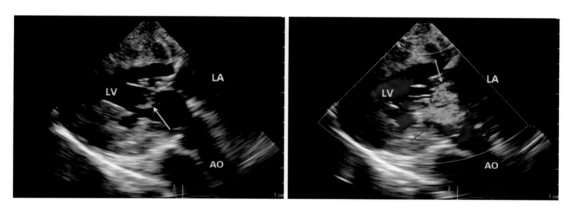

图 8.25 和图 8.26　2D TEE 经胃底左心室长轴切面,2D(左图)和彩色多普勒(右图)显示二尖瓣收缩期前向运动(白色箭头)合并二尖瓣重度反流(黄色箭头)。可见由于主动脉瓣下动力学梗阻引起的左心室流出道湍流(红色箭头)。

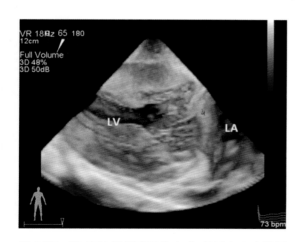

图 8.27　3D TEE 经胃底两腔心观,显示左心室肥厚型心肌病。

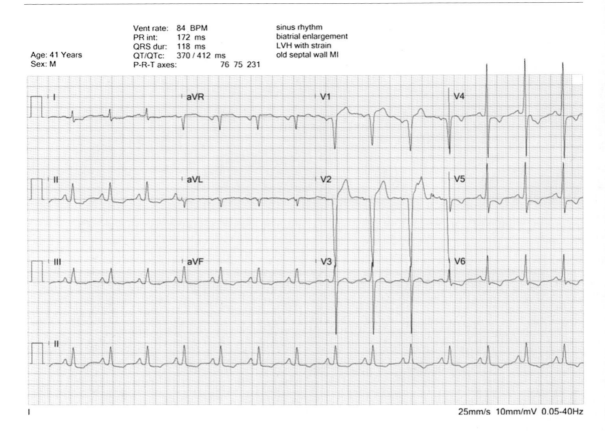

图 8.28 ECG 显示窦性心律、双心房扩大、左心室肥厚伴劳损及陈旧性前间壁心肌梗死。

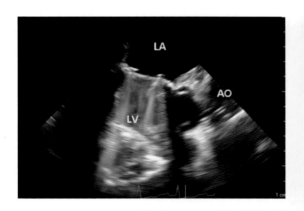

图 8.29 2D TEE 左心室长轴观,二尖瓣机械瓣置换和室间隔心肌切除术后,显示人工瓣膜功能正常,无收缩期前向运动。

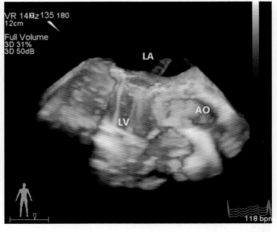

图 8.30 3D TEE 左心室长轴观,二尖瓣机械瓣置换和室间隔心肌切除术后,显示人工瓣膜功能正常,无收缩期前向运动。

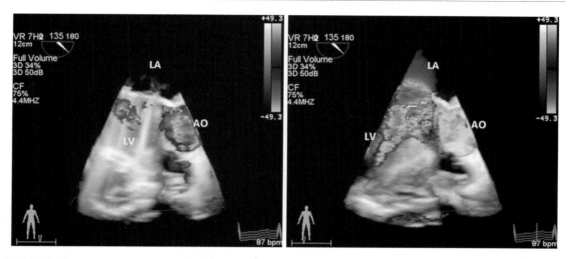

图 8.31 和图 8.32 3D TEE 左心室长轴观,二尖瓣机械瓣置换和室间隔心肌切除术后,彩色多普勒显示人工瓣膜功能正常,无二尖瓣反流或左心室流出道梗阻。🔘

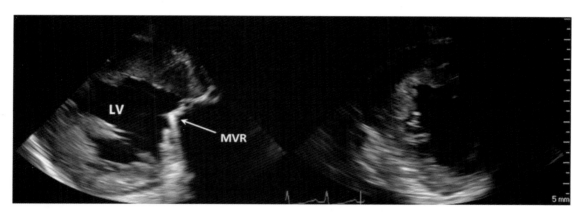

图 8.33 2D TEE 经胃底任意多平面,二尖瓣机械瓣置换(MVR)和室间隔心肌切除术后,显示人工瓣膜功能正常。

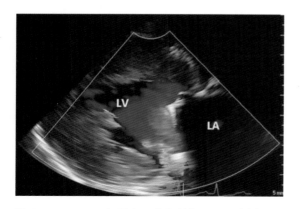

图 8.34 2D TEE 经胃左心室长轴切面,二尖瓣机械瓣置换(MVR)和室间隔心肌切除术后,彩色多普勒显示人工瓣膜功能正常,无二尖瓣反流或左心室流出道梗阻。

要点

二尖瓣收缩期前向运动仅出现在收缩中晚期。左心室流出道梗阻的严重程度随负荷状态不同而改变。

8.3　肥厚型梗阻性心肌病行主动脉瓣、二尖瓣置换和心肌切除术

男性，74 岁，既往有高脂血症、高血压、颈动脉狭窄以及心瓣膜病合并主动脉瓣中至重度反流和二尖瓣反流。因进行性劳力性心绞痛、胸闷和气紧就诊。听诊：心律齐，未闻及明显杂音。ECG：窦性心动过缓（52 次/分）、1 度房室传导阻滞和左心室肥厚。胸部 X 线片：心脏扩大。心导管检查：心瓣膜病，主动脉瓣中至重度反流和二尖瓣反流，无明显冠状动脉疾病。手术：心肌切除，主动脉瓣、二尖瓣置换以及单支冠状动脉旁路移植术（SVG 至 LAD）。

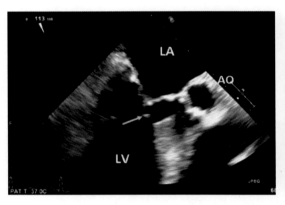

图 8.35　2D TEE 左心室长轴切面，显示非对称性室间隔肥厚，二尖瓣收缩期前向运动（箭头）。

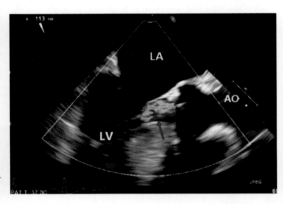

图 8.37　2D TEE 左心室长轴切面，彩色多普勒显示舒张期主动脉瓣中至重度反流（箭头）。

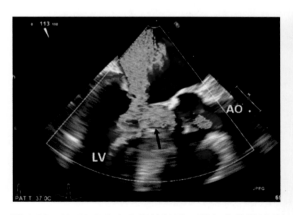

图 8.36　2D TEE 左心室长轴切面，彩色多普勒显示收缩期二尖瓣中至重度偏心性反流（红色箭头）合并二尖瓣收缩期前向运动，以及由于主动脉瓣下动力性梗阻引起的左心室流出道湍流（黑色箭头）。

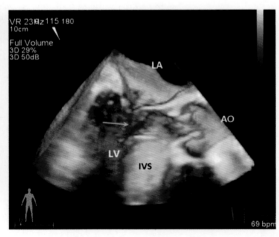

图 8.38　3D TEE 左心室长轴观，显示非对称性室间隔肥厚，二尖瓣收缩期前向运动（箭头）。

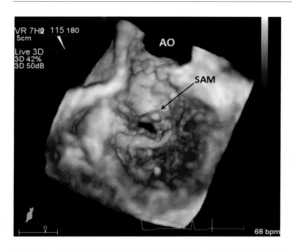

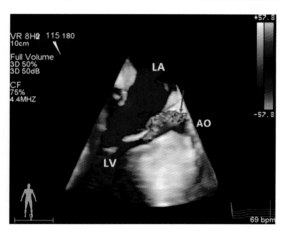

图 8.39　3D TEE 左心室面观，显示二尖瓣收缩期前向运动（SAM，箭头），提示左心室流出道梗阻。

图 8.42　3D TEE 左心室长轴观，彩色多普勒显示舒张期主动脉瓣中至重度反流（箭头）。

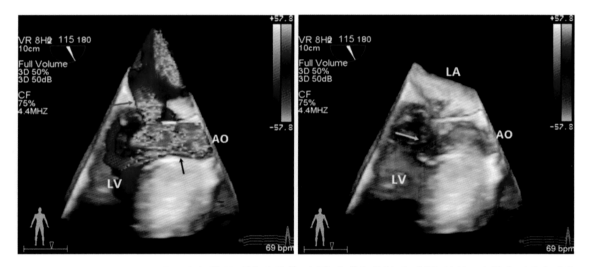

图 8.40 和图 8.41　3D TEE 左心室长轴观，彩色多普勒（左图）和彩色抑制后（右图）显示二尖瓣中至重度反流（红色箭头）以及由于二尖瓣收缩期前向运动（黄色箭头）所致的左心室流出道湍流（黑色箭头）。

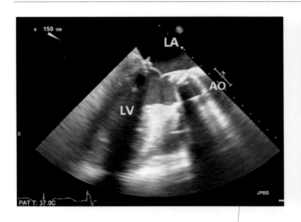

图 8.43 2D TEE 左心室长轴切面，心肌切除及主动脉瓣、二尖瓣生物瓣置换术后，显示人工瓣膜功能正常，无收缩期前向运动。

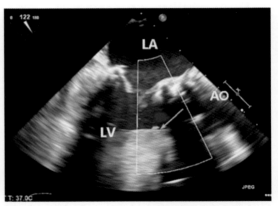

图 8.44 2D TEE 左心室长轴观，心肌切除及主动脉瓣、二尖瓣生物瓣置换术后，彩色多普勒显示心肌切除术后冠状动脉血流汇入左心室流出道（箭头）。

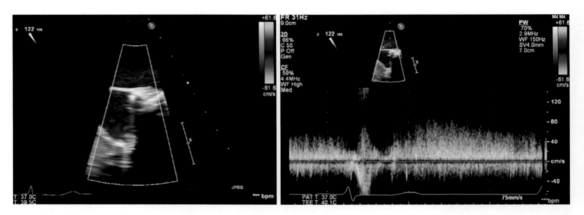

图 8.45 和图 8.46 2D TEE，心肌切除术后，彩色多普勒（左图）和脉冲多普勒（右图）显示细小连续的冠状动脉血流汇入左心室流出道。

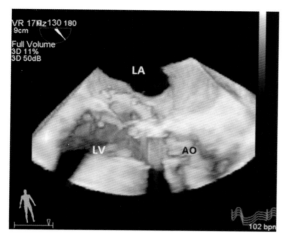

图 8.47　3D TEE 左心室长轴观，心肌切除及主动脉瓣、二尖瓣生物瓣置换术后，显示人工瓣膜功能正常，无收缩期前向运动。⊙

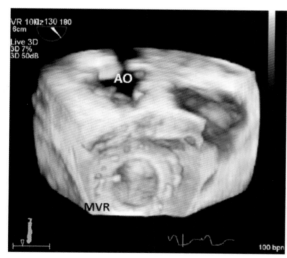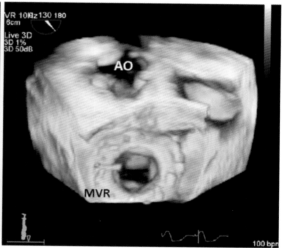

图 8.48 和图 8.49　3DTEE 鸟瞰图，主动脉瓣及二尖瓣生物瓣置换术后，显示人工瓣膜功能正常。⊙

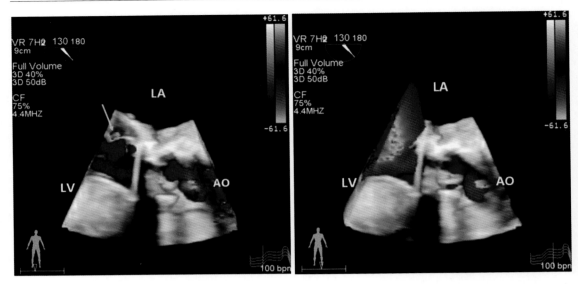

图 8.50 和图 8.51　3D TEE 左心室长轴观，心肌切除及主动脉瓣、二尖瓣生物瓣置换术后，彩色多普勒显示微量二尖瓣反流（箭头）和主动脉瓣反流。⊙

要点

　　观察室间隔心肌切除术后的并发症非常重要，其中包括医源性瘘和瓣膜损伤。

推荐读物

Karataş MB, Güngör B, Mutluer FO, et al. Incremental utility of live/real time three-dimensional transesophageal echocardiography in a case with ventricular septal aneurysm and hypertrophic obstructive cardiomyopathy: a case report. Anadolu Kardiyol Derg. 2014;14(5):478–80.

Numata S, Yaku H, Doi K, et al. Excess anterior mitral leaflet in a patient with hypertrophic obstructive cardiomyopathy and systolic anterior motion. Circulation. 2015;131(18):1605–7.

Roy RR, Hakim FA, Hurst RT, et al. Two cases of apical ballooning syndrome masking apical hypertrophic cardiomyopathy. Tex Heart Inst J. 2014;41(2):179–83.

Varma PK, Puthuvassery Raman S, Unnikrishnan KP, et al. Intraoperative transesophageal echocardiography diagnosis of concomitant hypertrophic cardiomyopathy with anomalous insertion of a papillary muscle band to the interventricular septum in a patient for aortic valve replacement. J Cardiothorac Vasc Anesth. 2014;28(6):e56–8.

Zeineh NS, Eles G. Images in clinical medicine. Apical Hypertrophic Cardiomyopathy. N Engl J Med. 2015;373(19):e22.

Zhang LH, Fang LG, Yang J, et al. Infective endocarditis in patients with hypertrophic obstructive cardiomyopathy: five cases report. Zhonghua Xin Xue Guan Bing Za Zhi. 2012;40(3):209–13. Chinese.

第 **9** 章   感染性心内膜炎

摘 要

　　感染性心内膜炎是心脏瓣膜及心内膜的炎症。赘生物的形成是感染性心内膜炎的特征性改变,需评估其位置、形态、大小、数量及随心动周期变化的活动度。与经胸超声心动图相比较,3D TEE 在感染性心内膜炎的检查中更具有优势。

9.1　二尖瓣赘生物

　　男性,63 岁,有高血压和二尖瓣重度反流,出现呼吸急促和严重下肢水肿,诊断为充血性心力衰竭。但是在利尿剂和正性肌力药物治疗后,症状却有所加重。听诊:心律不齐,心尖区及左侧胸骨旁可闻及 3/6 级收缩期杂音;ECG:心房颤动,前间隔心肌梗死和异常电轴右偏。胸部 X 线片:心脏扩大,以左心室增大为主,右侧胸腔积液。手术:二尖瓣置换、三尖瓣修复、房颤消融和双侧心耳结扎术。

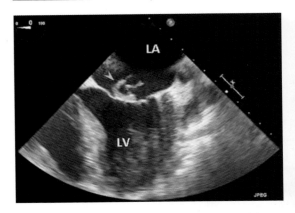

图 9.1　2D TEE 四腔心切面,显示二尖瓣前后瓣左心房面赘生物附着(三角箭头),前叶呈连枷样进入左心房。 ⊙

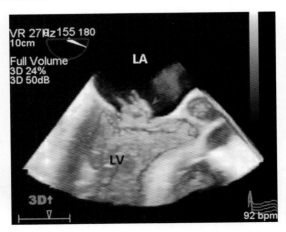

图 9.3　3D TEE 长轴观,显示二尖瓣巨大赘生物附着(三角箭头)。 ⊙

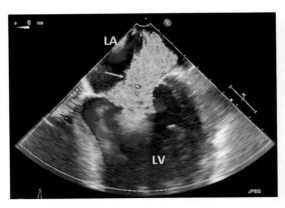

图 9.2　2D TEE 四腔心切面,彩色多普勒显示连枷样瓣叶导致二尖瓣大量反流(箭头)。 ⊙

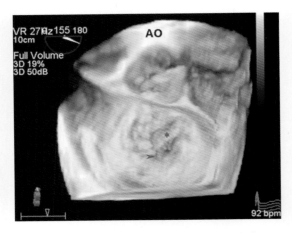

图 9.4　3D TEE 鸟瞰图,可见二尖瓣赘生物附着(*),由于腱索断裂导致前叶连枷样改变(三角箭头)。 ⊙

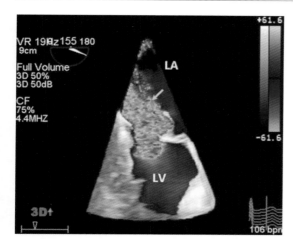

图 9.5 3D TEE 两腔心观,彩色多普勒显示连枷样瓣叶导致二尖瓣重度偏心性反流(箭头)。 ⬤

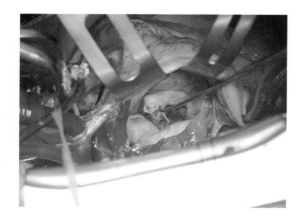

图 9.6 术中图片显示二尖瓣赘生物。

要点

附着于瓣叶的活动性斑片状等回声及瓣周脓肿是感染性心内膜炎的诊断标准。

9.2　二尖瓣置换术后感染性心内膜炎

　　女性,62 岁,有风湿性心脏病二尖瓣狭窄史,10 年前行二尖瓣置换,并因病态窦房结综合征安装永久性起搏器。患者现感全身乏力、胸痛及劳力性呼吸困难。听诊:心律齐。

ECG:室性心律。心脏 CT:心脏明显扩大,二尖瓣有分叶团块附着 (左心房面大小约 2.2cm×1.5cm, 左心室面大小约 1.8cm×1.3cm 伴钙化),肺动脉扩张,右侧胸腔积液。腹部超声:下腔静脉和肝静脉扩张。手术:再次二尖瓣置换,三尖瓣修复及心包切除术。二尖瓣赘生物组织培养提示链球菌感染。

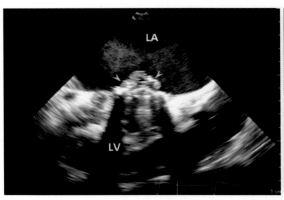 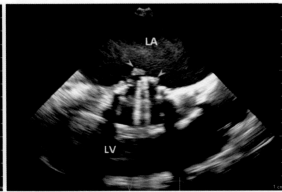

图 9.7 和图 9.8　2D TEE 长轴切面,二尖瓣机械瓣置换术后,收缩期(上图)和舒张期(下图)显示左心房明显增大,形态不规则的斑片状等回声(三角箭头)附着于二尖瓣人工瓣叶左心房面。◑

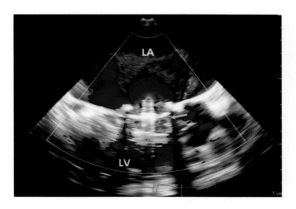

图 9.9　2D TEE 长轴切面,二尖瓣机械瓣置换术后,彩色多普勒显示二尖瓣前向血流加速(箭头)。◑

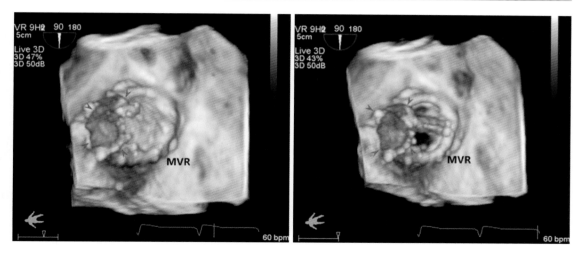

图 9.10 和图 9.11　3D TEE 鸟瞰图，二尖瓣机械瓣置换术后，收缩期(上图)和舒张期(下图)显示活动的赘生物紧邻人工瓣环处(三角箭头)。

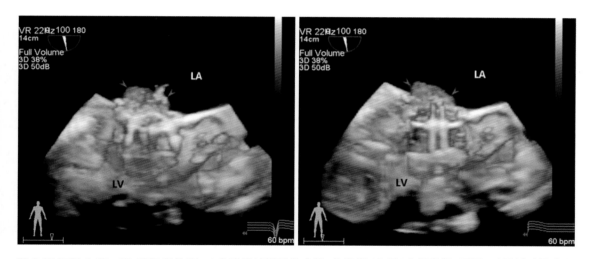

图 9.12 和图 9.13　3D TEE 长轴观，二尖瓣机械瓣置换术后，收缩期(上图)和舒张期(下图)可见活动性赘生物附着于人工瓣叶左心房面(三角箭头)。

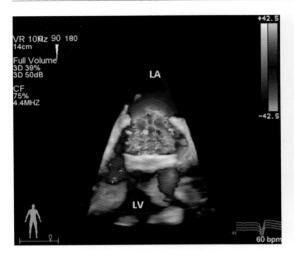

图 9.14 3D TEE，二尖瓣机械瓣置换术后，彩色多普勒显示人工瓣口前向血流加速。⊙

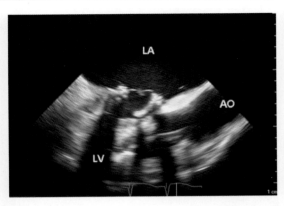

图 9.16 2D TEE 长轴切面，二尖瓣再次生物瓣置换术后，人工瓣叶功能正常。

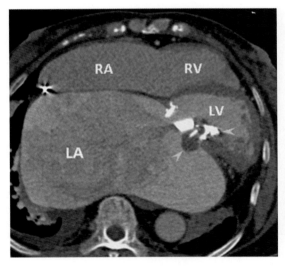

图 9.15 对比增强 CT，二尖瓣机械瓣置换术后，心脏扩大，人工二尖瓣叶左心房和左心室面均可见分叶状团块附着(三角箭头)且伴有钙化。

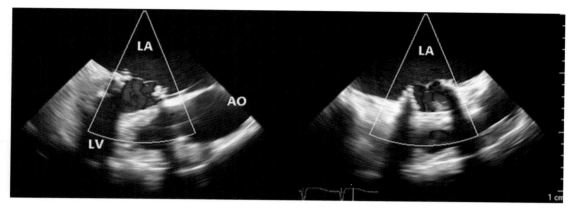

图 9.17　2D TEE 任意多平面,再次二尖瓣生物瓣置换术后,彩色多普勒显示人工瓣口前向血流正常,二尖瓣微量反流。

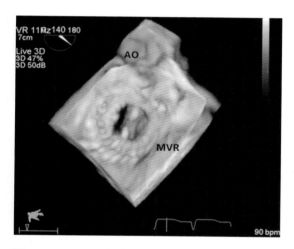

图 9.18　3D TEE 鸟瞰图，再次二尖瓣生物瓣置换术后,人工瓣叶功能正常。

要点

　　人工瓣膜的感染性病变通常累及人工缝合环周围区域,而不仅仅是瓣膜赘生物。

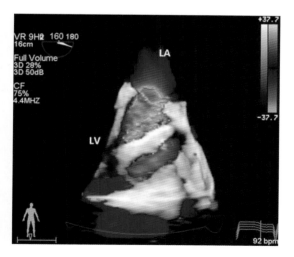

图 9.19　3D TEE 长轴观，再次二尖瓣生物瓣置换术后,彩色多普勒显示人工瓣口前向血流正常。

9.3 二叶式主动脉瓣赘生物

男性，57 岁，无既往病史，近来有劳力性呼吸困难。听诊：心律不齐，主动脉瓣区可闻及 2/6 级收缩期杂音。ECG：左心房扩大，电轴左偏，左心室肥厚。胸部 X 线片：心脏扩大伴双侧胸腔积液。心导管检查：主动脉瓣重度反流，肺动脉高压。手术：主动脉瓣置换术。

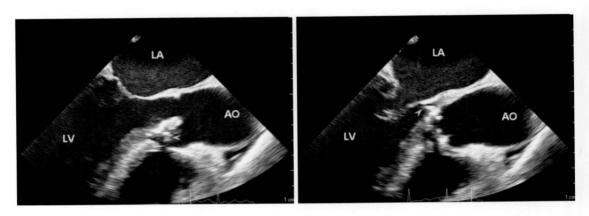

图 9.20 和图 9.21　2D TEE 长轴切面，显示收缩期（左图）和舒张期（右图）主动脉瓣赘生物附着（三角箭头）。

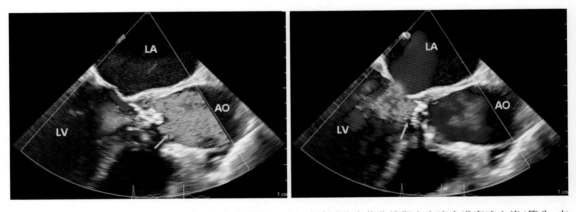

图 9.22 和图 9.23　2D TEE 长轴切面，彩色多普勒显示主动脉瓣狭窄伴收缩期左室流出道高速血流（箭头，左图）和舒张期主动脉瓣重度反流（箭头，右图）。

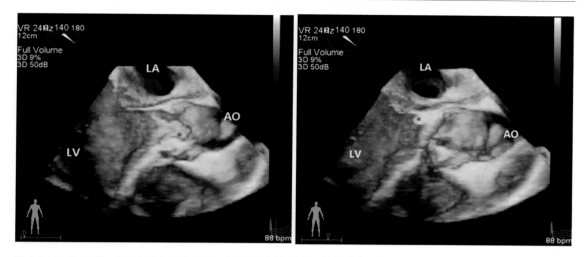

图 9.24 和图 9.25 3D TEE 长轴切面观,显示收缩期(左图)和舒张期(右图)主动脉瓣左心室面赘生物(*),舒张期脱入左心室流出道。

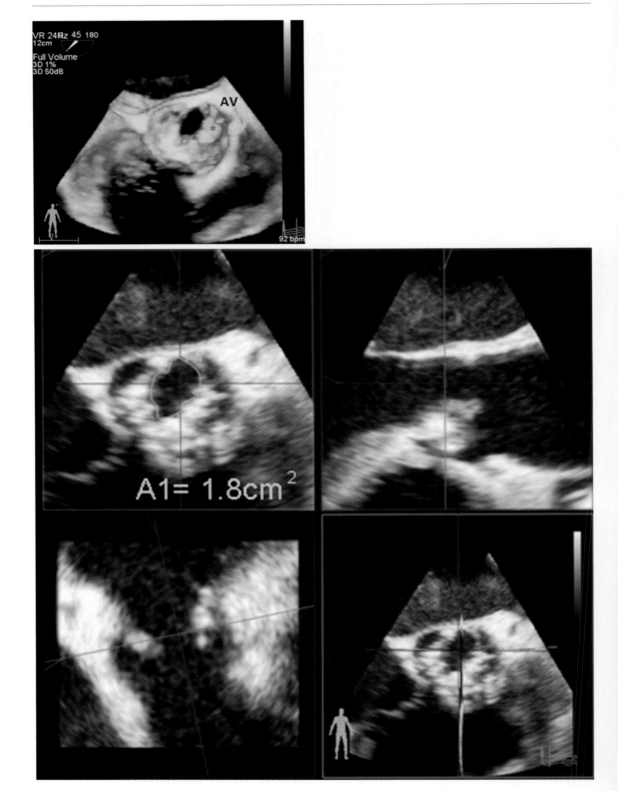

图 9.26 和图 9.27　3D TEE 短轴观(上图)及多平面重建图像(下图),可见二叶式主动脉瓣赘生物(*)在收缩期延伸至主动脉根部,主动脉瓣口面积约 1.8cm²。

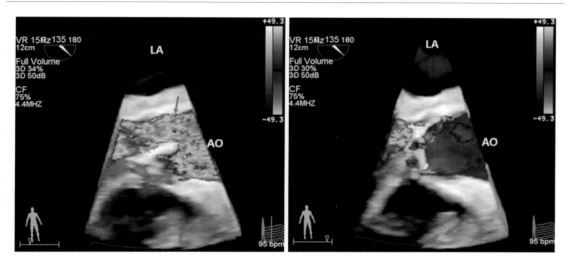

图 9.28 和图 9.29　3D TEE,彩色多普勒可见主动脉瓣赘生物(箭头)导致收缩期主动脉瓣狭窄伴左心室流出道高速血流(左图)及舒张期主动脉瓣重度反流(右图)。⬤

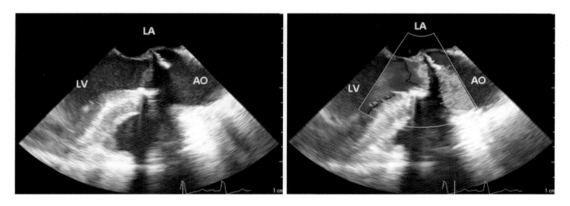

图 9.30 和图 9.31　2D TEE 长轴切面,主动脉瓣生物瓣置换术后,2D(左图)和彩色多普勒(右图)显示人工瓣叶功能正常及左心室流出道血流正常。

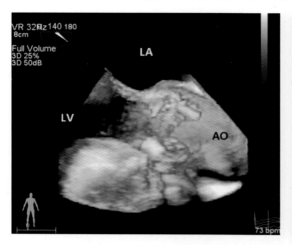

图 9.32　3D TEE 长轴观，主动脉瓣生物瓣置换术后，显示人工瓣叶功能正常。⊙

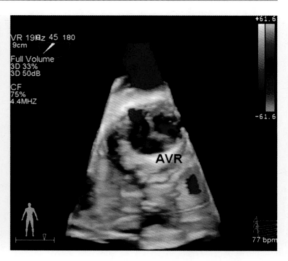

图 9.34　3D TEE 短轴观，主动脉瓣生物瓣置换术后，彩色多普勒显示左心室流出道血流正常及主动脉瓣口微量反流。⊙

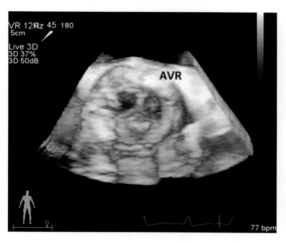

图 9.33　3D TEE 短轴观，主动脉瓣生物瓣置换术后，显示人工瓣叶功能正常。⊙

要点

　　主动脉瓣赘生物通常会导致主动脉瓣反流。经食管超声心动图在诊断如主动脉瓣周脓肿等相关病理改变方面有重要价值。

9.4　升主动脉赘生物

女性，68 岁，既往有冠心病史行经皮冠状动脉介入术、2 型糖尿病、双侧肺动脉阻塞性疾病行经皮肺血管成形及支架术、终末期肾病行规律的血液透析治疗和高脂血症。血液透析后咳多量黄色痰，解柏油样便，且气促逐渐加重、发热。遂前往急诊科就诊，实验室检查：白细胞增高，NT-proBNP 为 23202pg/mL。听诊：心律不齐，无明显杂音。ECG：窦性心动过速，下壁心肌缺血可能。胸部 X 线片：肺部淤血、肺炎和心脏扩大。胸部 CT：冠状动脉严重钙化。手术：清除升主动脉内赘生物，并行单支冠状动脉旁路移植术。

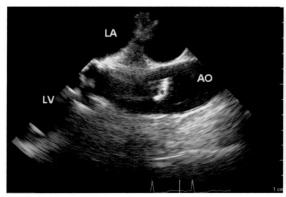
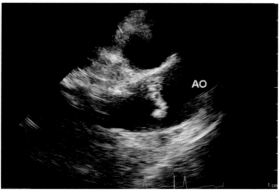

图 9.35 和图 9.36　2D TEE 长轴切面，可见一活动度较大的赘生物（*）附着于升主动脉管壁。

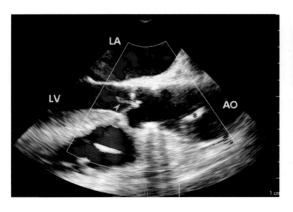
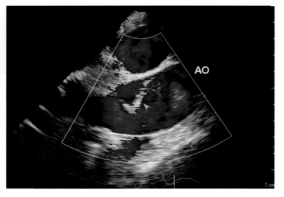

图 9.37　2D TEE 长轴观，彩色多普勒显示升主动脉内赘生物（*）伴主动脉瓣微量反流（三角箭头）。

图 9.38　2D TEE 长轴切面，可见升主动脉内赘生物（三角箭头）随心动周期摆动。

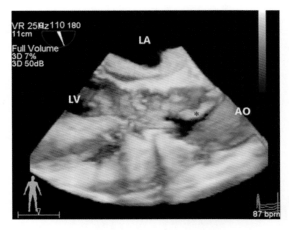

图 9.39　3D TE 长轴观，升主动脉管壁可见一活动度较大的赘生物附着(*)。🔘

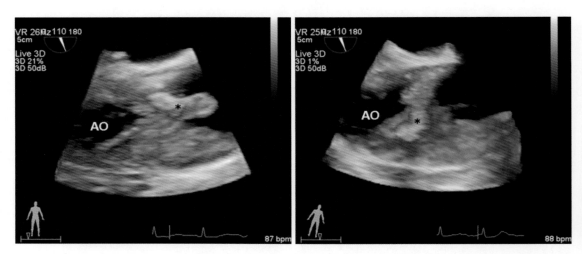

图 9.40 和图 9.41　3D TEE 局部放大模式，可见一活动度较大的赘生物(*)附着于升主动脉管壁，随心动周期摆动。🔘

要点

尽管经食管超声心动图检查不能明确组织病理性质，但是患者的临床表现和声像图特征有助于诊断赘生物和心内膜炎。

9.5 右心室流出道赘生物

女性,49 岁,陈旧性前间隔心肌梗死,近来有胸前区压迫感并出现呼吸困难。入院后,因发烧检测出甲型副伤寒感染。听诊：心律齐,无杂音。心导管检查:冠状动脉轻微病变。胸部 CT:双肺脓毒性栓子,心包积液伴心包增厚,肺动脉干突出伴肺动脉瓣区域局部增厚。手术:右心室流出道赘生物急诊清除术。

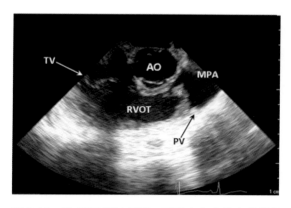

图 9.42　2D TEE 短轴切面,可见右心室流出道紧邻肺动脉瓣处赘生物(*)。

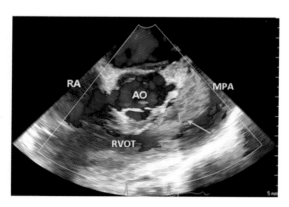

图 9.44　2D TEE 短轴切面,彩色多普勒显示右心室流出道赘生物导致肺动脉主干血流加速(箭头)。

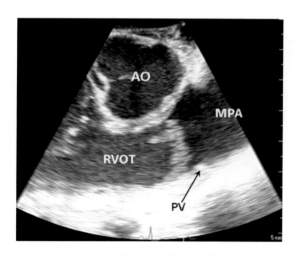

图 9.43　2D TEE 短轴切面,局部放大模式,可见右心室流出道内紧邻肺动脉瓣处赘生物(*)。

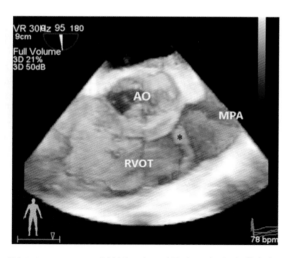

图 9.45　3D TEE 短轴切面,可见右心室流出道内紧邻肺动脉瓣处赘生物(*)。

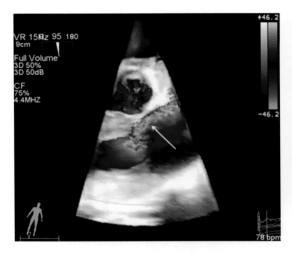

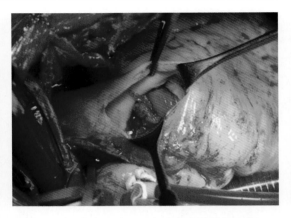

图 9.49　术中照片显示右心室流出道赘生物。

图 9.46　3D TEE 短轴观，彩色多普勒显示右心室流出道赘生物导致肺动脉主干血流加速(箭头)。⊙

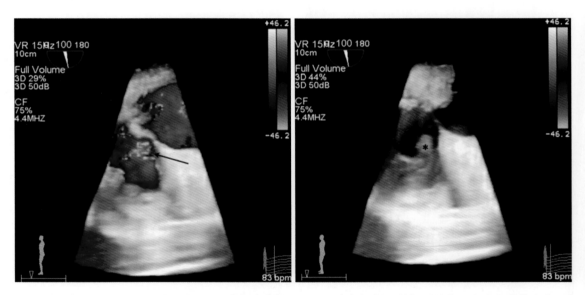

图 9.47 和图 9.48　3D TEE 右心室面观,彩色多普勒(上图)及彩色抑制(下图)可见右心室流出道赘生物(*)导致肺动脉主干内血流加速(箭头)。⊙

要点

尽管心内膜炎常引起瓣膜赘生物，但赘生物可出现在心内任何部位。

9.6　感染性心内膜炎合并室间隔缺损

女性,27 岁,既往有心脏杂音,自泰国返回后高烧。血培养:耐甲氧西林金黄色葡萄球菌(MRSA)生长。抗生素治疗后,高热不退。听诊:心律齐,胸骨左缘可闻及 2/6 级收缩期杂音。ECG:窦性心动过速,ST-T 段非特异性改变。胸部 X 线片:心脏临界扩大。手术:三尖瓣修复术,室间隔缺损修补术。

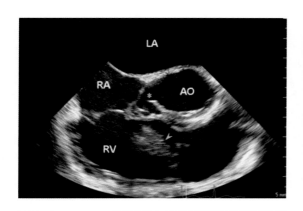

图 9.50　2D TEE 短轴切面,可见膜周部室间隔缺损(*)紧邻三尖瓣外侧及一巨大三尖瓣赘生物(三角箭头)。

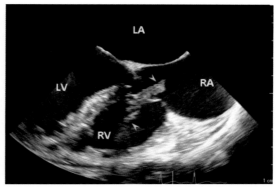

图 9.52　2D TEE 非标准四腔心切面,三尖瓣隔瓣心房面及心室面均显示多个活动度较大的斑片状等回声团块附着(三角箭头)。

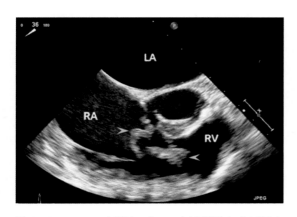

图 9.51　2D TEE 短轴切面,三尖瓣隔瓣心房面及心室面显示多个活动度较大的斑片状等回声附着(三角箭头),团块尾延伸至右心室流出道。

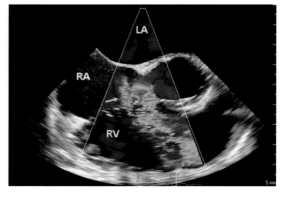

图 9.53　2D TEE 短轴切面,彩色多普勒显示经室间隔缺损的左向右分流(红色箭头)及三尖瓣轻至中度反流(黄色箭头)。

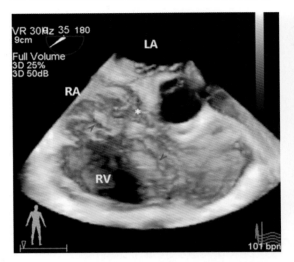

图 9.54　3D TEE 短轴观，显示膜周部室间隔缺损（*）及附着于三尖瓣隔瓣心房和心室面的赘生物（三角箭头）。🔘

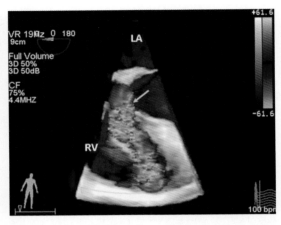

图 9.56　3D TEE 短轴面观，彩色多普勒显示经室间隔缺损左向右分流（箭头）。🔘

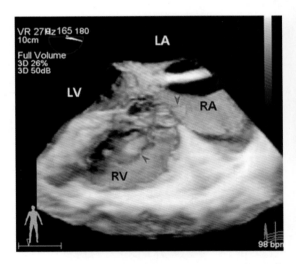

图 9.55　3D TEE 非标准四腔心观，可见赘生物（三角箭头）附着在三尖瓣隔瓣心房面和心室面。🔘

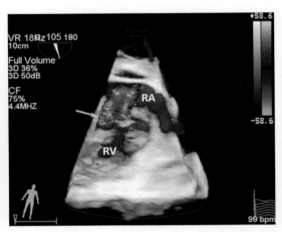

图 9.57　3D TEE 非标准四腔心观，彩色多普勒显示三尖瓣轻至中度反流（箭头）。🔘

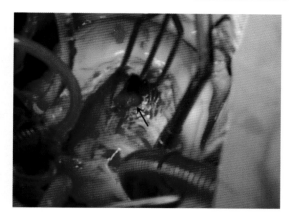

图 9.58 术中照片显示三尖瓣隔瓣赘生物（箭头）。

要点

对于一个较大、有活动性的斑片状等回声，其鉴别诊断包括血栓或肿瘤，可以通过血培养明确其病理性质。

推荐读物

Allred C, Crandall M, Auseon A. The important but underappreciated transgastric right ventricular inflow view for transesophageal echocardiographic evaluation of cardiac implantable device infections. Echocardiography. 2013;30(1):E1–3.

Almdahl SM, Endresen PC, et al. Unusual left atrial vegetation. J Card Surg. 2014;29(5):638.

Anwar AM, Nosir YF, et al. Real time three-dimensional transesophageal echocardiography: a novel approach for the assessment of prosthetic heart valves. Echocardiography. 2014;31(2):188–96.

Barton TL, Mottram PM, Stuart RL, et al. Transthoracic echocardiography is still useful in the initial evaluation of patients with suspected infective endocarditis: evaluation of a large cohort at a tertiary referral center. Mayo Clin Proc. 2014;89(6):799–805.

Butler TC, Sedgwick JF, Burstow DJ. 3-D assesment of infecrive endocarditis with anterior mitral valve perforation and flail posterior leaflet. Int J Cardiol. 2015;185:249.

Chen SW, Tsai FC, Chou AH. Adult bicuspid aortic valve endocarditis with extensive paravalvular invasion attributable to disseminated varicella zoster infection. Ann Thorac Cardiovasc Surg. 2012;18(4):382–4.

Di Benedetto G, Citro R, Longobardi A, et al. Giant Candida mycetoma in an ascending aorta tubular graft. J Card Surg. 2013;28(5):557–60.

Harinstein ME, Marroquin OC. External coronary artery compression due to prosthetic valve bacterial endocarditis. Catheter Cardiovasc Interv. 2014;83(3): E168–70.

Liang M, Pasupati S, Jogia D. Post-transcoronary ethanol septal ablation (TESA) infective endocarditis complicated by aventricular septal defect. J Invasive Cardiol. 2011;23(8):348–50.

Ouyang H, Wu X, Zhang J. Giant vegetation in the right ventricle caused by Staphylococcus aureus and Candida mycoderma. Heart Surg Forum. 2014;17(1):E7–9.

Patel N, Azemi T, Zaeem F, et al. Vacuum assisted vegetation extraction for the management of large lead vegetations. J Card Surg. 2013;28(3):321–4.

Rap MI, Chacko A. Optimising the use of transoesophageal echocardiography in diagnosing suspected infective endocarditis. Acta Cardiol. 2015;70(4):487–91.

Suryaprabha T, Kaul S, Alladi S, et al. Acute posterior circulation infarct due to bicuspid aortic valve vegetation: an uncommon stroke mechanism. Ann Indian Acad Neurol. 2013;16(1):100–2.

Tanaka A, Sakamoto T, et al. Vegetation attached to the elephant trunk. Eur J Cardiothorac Surg. 2013; 44(3):565–6.

Tanis W, Teske AJ, van Herwerden LA, et al. The additional value of three-dimensional transesophageal echocardiography in complex aorticprosthetic heart valve endocarditis. Echocardiography. 2015;32(1): 114–25.

Vilacosta I, Olmos C, de Agustín A, et al. The diagnostic ability of echocardiography for infective endocarditis and its associated complications. Expert Rev Cardiovasc Ther. 2015;16:1–12.

Yong MS, Saxena P, Killu AM, et al. The preoperative evaluation of infective endocarditis via 3-dimentational tranesophageal echocardiography. Tex Heart Inst J. 2015;42(4):372–6.

第 **10** 章　肿瘤及占位

摘　要

　　本章主要介绍肿瘤及占位,包括血栓、黏液瘤和胸腺瘤病例。

　　3D TEE 可以全面观察团块,并能更好地了解团块和周围毗邻解剖结构的关系。左心房的左心耳流入口的鸟瞰图有助于评估左心耳血栓。

10.1　左心房血栓

　　男性,73 岁,有高血压、乙型肝炎和慢性心房颤动病史。外院诊断左心房内血栓。听诊:心律不齐,心尖区可闻及 3/6 级收缩期杂音。ECG:快心室率心房颤动,顺时针转位,非特异性 ST 段及 T 波改变。胸部 X 线片:心脏轻度扩大。心导管检查:单支冠状动脉病变。手术:左房内血栓清除术、左心耳封闭及房颤消融术。

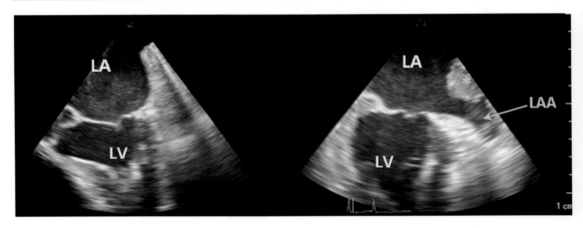

图 10.1　2D TEE 任意多平面，显示左心房增大，左心耳内可见血栓(*)。

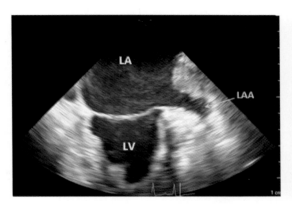

图 10.2　2D TEE 两腔心切面，显示左心房增大，左心耳内可见血栓(*)。

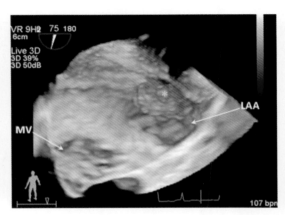

图 10.4　3D TEE 左心房面观，显示左心耳内血栓(*)。

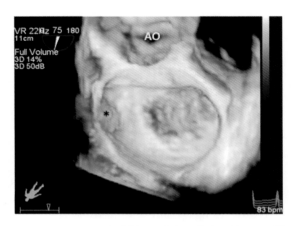

图 10.3　3D TEE 鸟瞰图，显示左心房内血栓(*)。

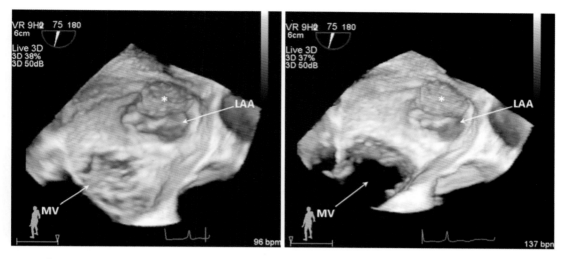

图 10.5 和图 10.6　3D TEE 左心房面观,显示收缩期(左图)和舒张期(右图)左心耳血栓(*)。

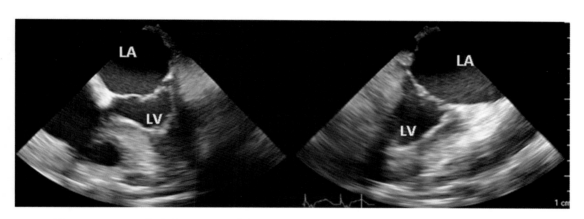

图 10.7　2D TEE 任意多平面,左心房内血栓清除及左心耳封闭术后,显示左心房内血栓消失。

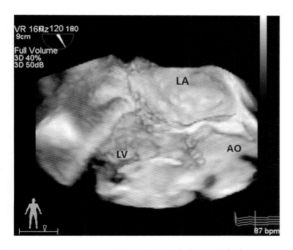

图 10.8　3D TEE 长轴观,左心房内血栓清除及左心耳封闭术后,左心房内血栓消失。

要点

　　应用 2D TEE 两腔和四腔心切面可显示最佳的左心耳图像,应用 3D TEE 可多角度评估左心耳血栓。

10.2　左心房黏液瘤

男性，61 岁，2 型糖尿病经药物控制，头晕、胸前区烧灼感。外院诊断左心房内肿瘤。

听诊：心律齐，无心脏杂音。ECG：非特异性 ST-T 段改变。心导管检查：单支冠状动脉病变。手术：左心房内肿瘤切除，切除后房间隔缺损补片修补和单支冠状动脉旁路移植（SVG 至第二钝缘支）。病理诊断：黏液瘤。

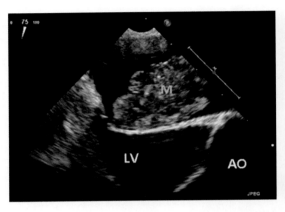

图 10.9　2D TEE 长轴切面，显示高度活动性葡萄样分叶状黏液瘤附着于二尖瓣前叶。⬤

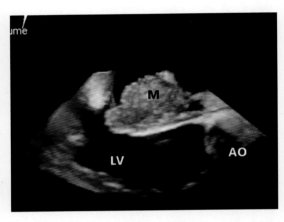

图 10.11　3D TEE 长轴观，显示不规则左心房黏液瘤（M）在舒张期跨过二尖瓣瓣环脱入左心室。⬤

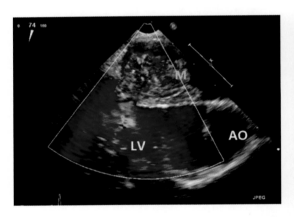

图 10.10　2D TEE 长轴观，彩色多普勒显示左心房黏液瘤（M）伴随血流绕行和二尖瓣偏心性反流。⬤

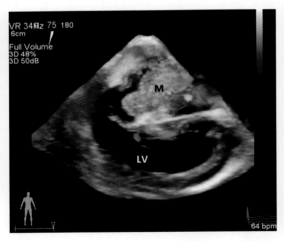

图 10.12　3D TEE，显示左心房黏液瘤（M）通过瘤蒂（箭头）附着于二尖瓣前叶。⬤

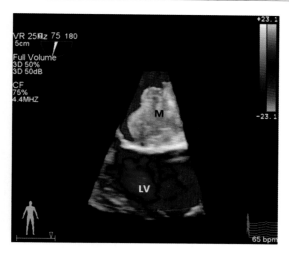

图 10.13 3D TEE 长轴观,彩色多普勒显示二尖瓣偏心性反流和正常的左心室舒张期充盈。⊙

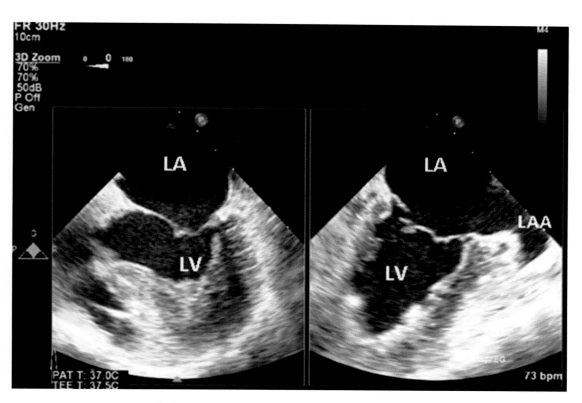

图 10.14 2D TEE 任意多平面,左心房肿瘤切除术后,显示左心房干净和二尖瓣功能正常。

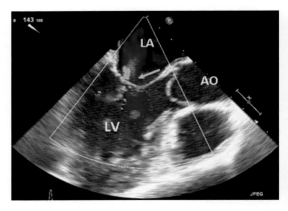

图 10.15　2D TEE 长轴切面，左心房肿瘤切除术后，彩色多普勒显示二尖瓣轻度反流（箭头）。

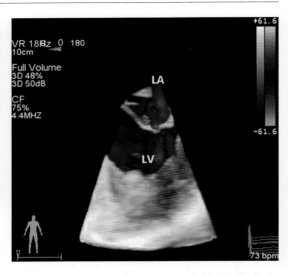

图 10.17　3D TEE 五腔心观，左心房肿瘤切除术后，彩色多普勒显示二尖瓣轻度反流。🔘

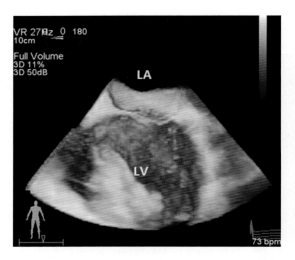

图 10.16　3D TEE 五腔心观，左心房肿瘤切除术后，显示左心房内肿瘤完全切除、二尖瓣功能正常。🔘

要点

临床表现、位置、附着点、大小和形状是详细说明心脏内占位的关键点。其中，附着点的确定对切除占位手术计划极为重要。

10.3　右心房黏液瘤

女性,50 岁,因右心房肿瘤、双手麻木、气促就诊。听诊:心律齐。ECG:右心房增大,电轴右偏。心导管检查:右心房内巨大肿瘤由一支粗大右冠状动脉分支供血,肿瘤染色标志阳性。手术:右心房内肿瘤切除。病理诊断:黏液瘤。

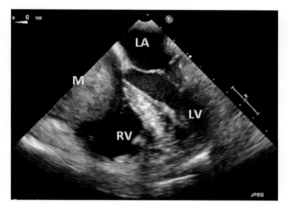

图 10.18　2D TEE 非标准四腔心切面,显示右心房内一巨大活动性占位(M),右心房及右心室增大。⊙

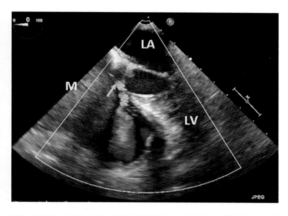

图 10.20　2D TEE 非标准四腔观,彩色多普勒显示由于心房内占位(M),三尖瓣前向血流加速(箭头),右心室舒张充盈部分受阻。⊙

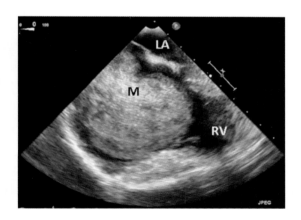

图 10.19　2D TEE 非标准四腔心切面,显示非均质性占位(M)附着于右心房后壁基底部。⊙

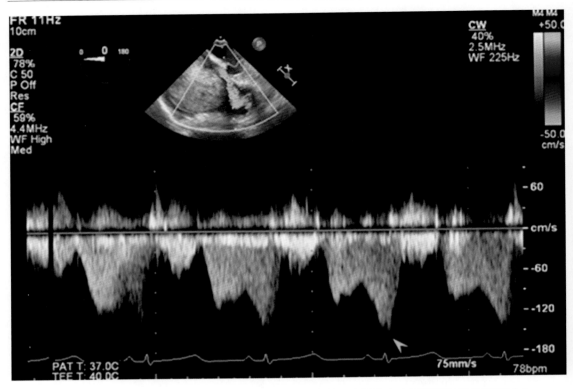

图 10.21　2D TEE 连续多普勒,显示三尖瓣狭窄伴增高的三尖瓣前向血流跨瓣压差(三角箭头)。

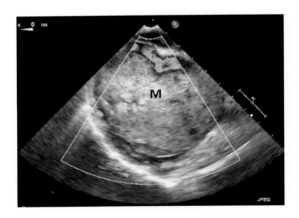

图 10.22　2D TEE 非标准四腔心观, 彩色多普勒显示右心房内占位(M)血流信号,占位几乎填满右心房。

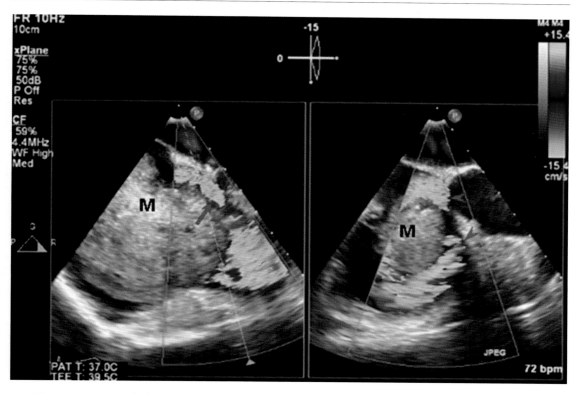

图 10.23　2D TEE 任意多平面,彩色多普勒显示由于三尖瓣关闭不全导致中度三尖瓣反流(箭头)。

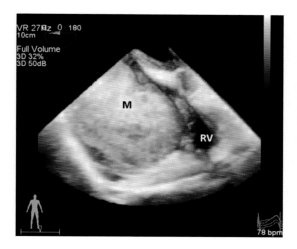

图 10.24　3D TEE 非标准四腔心观，显示巨大占位(M)附着于右心房后壁基底部。

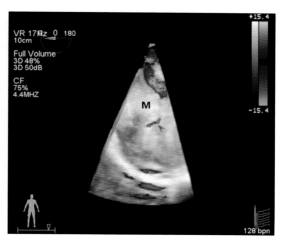

图 10.25　3D TEE,彩色多普勒显示右心房占位(M)内有血流信号(三角箭头)。

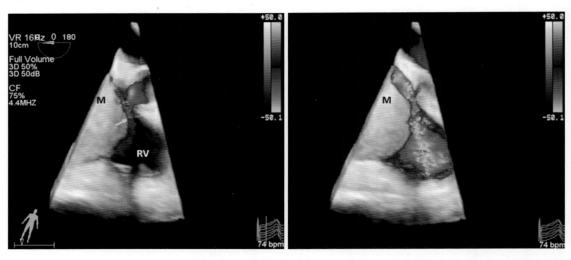

图 10.26 和图 10.27 　3D TEE 非标准四腔心观,彩色多普勒显示由于三尖瓣关闭不全导致收缩期三尖瓣中度反流(黄色箭头,左图)和由于占位(M)阻塞三尖瓣口所致的舒张期三尖瓣前向血流加速(红色箭头,右图)。

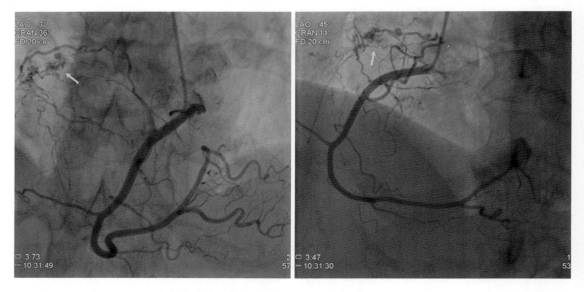

图 10.28 和图 10.29 　右冠状动脉造影术,粗大圆锥支(箭头)向右心房内肿瘤供血,肿瘤染色阳性。

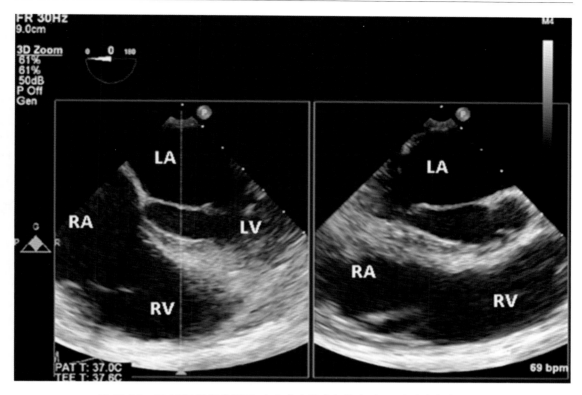

图 10.30　2D TEE 任意多平面,右心房内肿瘤切除术后,显示肿瘤完全切除。

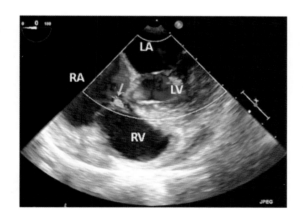

图 10.31　2D TEE 非标准四腔心观,右心房内肿瘤切除术后,彩色多普勒显示三尖瓣轻度反流(箭头)。

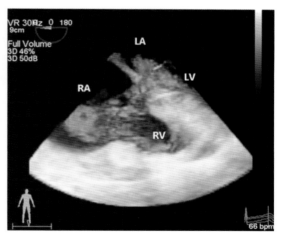

图 10.32　3D TEE 非标准四腔心观,显示右心房内肿瘤切除术后,无残余肿瘤组织。

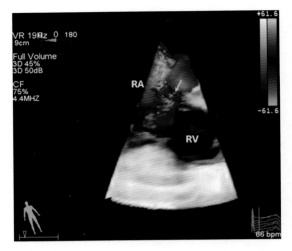

图 10.33　3D TEE 非标准四腔观，右心房内肿瘤切除术后,彩色多普勒显示三尖瓣轻度反流(箭头)。⬤

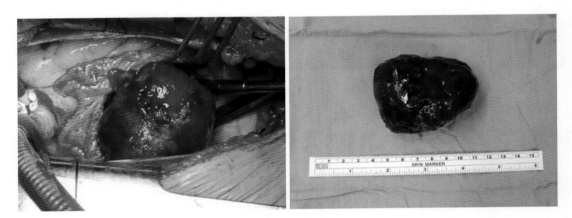

图 10.34 和图 10.35　右心房黏液瘤术中照片(左图)和新鲜状态大体标本(右图),大小约 6cm×5cm×4cm。

要点

黏液瘤是最常见的原发性心脏肿瘤,单发多见,常常附着于房间隔卵圆窝处。

10.4 侵袭性胸腺瘤蔓延至上腔静脉及右心房

男性,34 岁,既往体健,近来脸部发红、肿胀、呼吸困难。实验室检查:天冬氨酸转氨酶 18IU/L,肌酐 0.88mg/dL。听诊:心律齐,无心脏杂音。ECG:正常窦性心律。胸部 X 线片:纵隔软组织密度增加,左肺门占位病变。胸部 CT:前纵隔巨大肿瘤(10cm×7.4cm)合并肺转移及上腔静脉受侵。手术:纵隔肿瘤切除,右肺中叶肿瘤楔形切除及上腔静脉修复术。病理诊断:胸腺瘤,B2 型,Ⅳ 期。

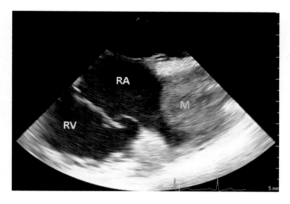

图 10.36　2D TEE,显示侵袭性胸腺瘤(M)侵入上腔静脉并凸入右心房。

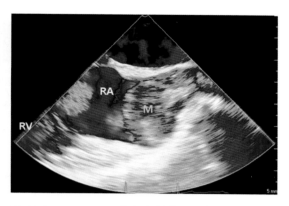

图 10.37　2D TEE,彩色多普勒显示侵袭性胸腺瘤(M)侵入上腔静脉合并上腔静脉梗阻。

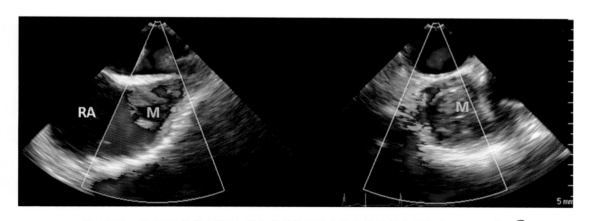

图 10.38　2D TEE 任意多平面,彩色多普勒显示上腔静脉被侵袭性胸腺瘤(M)阻塞。

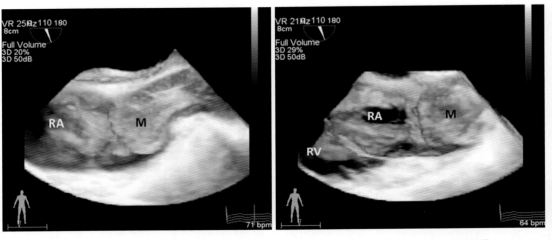

图 10.39 和图 10.40   3D TEE,显示胸腺瘤(M)侵入上腔静脉并凸入右心房内。⊙

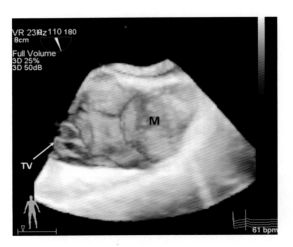

图 10.41   3D TEE,显示胸腺瘤(M)侵入上腔静脉并凸入右心房内。⊙

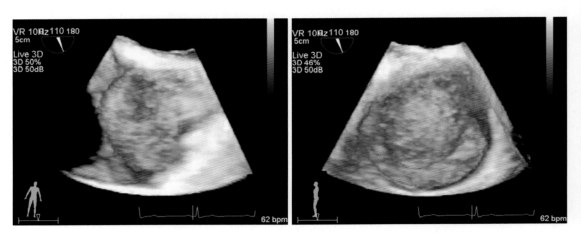

图 10.42 和图 10.43   3D TEE 局部放大模式,视角从右心房面到上腔静脉(右图),显示胸腺瘤几乎充满整个上腔静脉并凸入右心房。

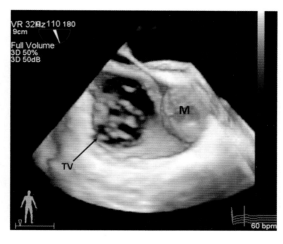

图 10.44　3D TEE,视角从右心房到右心室,显示胸腺瘤(M)凸入右心房。

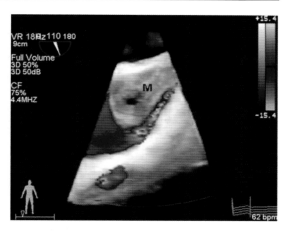

图 10.45　3D TEE,彩色多普勒显示侵袭性胸腺瘤(M)侵入上腔静脉,引起上腔静脉梗阻。

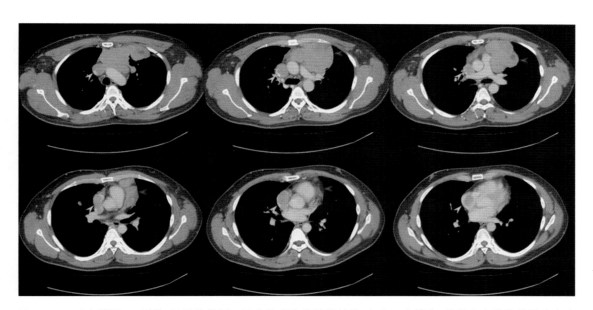

图 10.46　对比增强 CT 图像,显示前纵隔一巨大肿瘤合并肺部转移(红色三角箭头)并侵入上腔静脉及右心房(黄色三角箭头)。

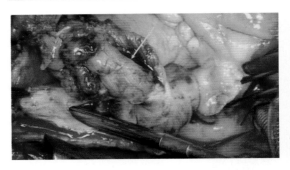

图 10.47　肿瘤切除术中照片，显示上腔静脉内胸腺瘤（箭头）。

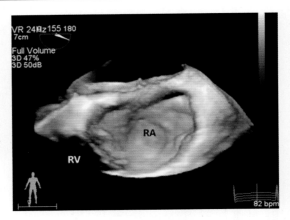

图 10.50　3D TEE，肿瘤切除术后，显示右心房内肿瘤完全切除，无残余胸腺瘤。●

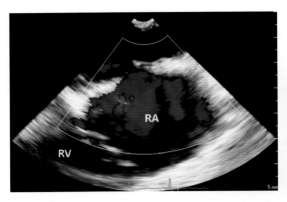

图 10.48　2D TEE 肿瘤切除术后，彩色多普勒显示右心房内肿瘤完全切除，无残余胸腺瘤。

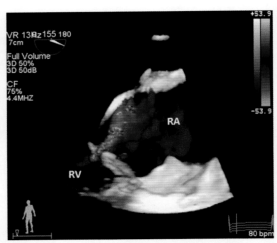

图 10.51　3D TEE，肿瘤切除术后，彩色血流多普勒显示三尖瓣轻度反流。●

要点

　　侵袭性胸腺瘤常浸润纵隔周围毗邻结构。该例患者胸腺瘤侵入上腔静脉引起上腔静脉梗阻，属少见病例。

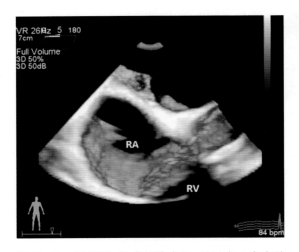

图 10.49　3D TEE，肿瘤切除术后，显示右心房内肿瘤完全切除，无残余胸腺瘤。●

推荐读物

Abdelaziz A, Abdelgawad A, et al. A new complication of transesophageal echocardiography: pulmonary embolization of a right atrial myxoma. J Thorac Cardiovasc Surg. 2015;149(5):e79–81.

Cannavà G, Currò A. Left atrial myxoma presenting as acute coronary syndrome. Int J Cardiol. 2015;190: 148–50.

De Giacomo T, Patella M, et al. Successful resection of thymoma directly invading the right atrium under cardiopulmonary bypass. Eur J Cardiothorac Surg. 2015; 48(2):332–3.

Melloni G, Bandiera A, et al. Thymoma with intravascular extension into the right atrium. Eur J Cardiothorac Surg. 2014;45(4):e126.

Nishizaki Y, Yamagami S, Daida H. Left atrial myxoma incidentally discovered on transesophageal echocardiography. Intern Med. 2015;54(5):535.

Ried M, Neu R, Schalke B, et al. Radical surgical resection of advanced thymoma and thymic carcinoma infiltrating the heart or great vessels with cardiopulmonary bypass support. J Ca rdiothorac Surg. 2015;10:137.

Yong-Qiang D, Jiang-Shui L, Xiao-Ming Z, et al. Surgical treatment of an invasive thymoma extending into the superior vena cava and right atrium. World J Surg Oncol. 2014;12:6.

第 **11** 章 其 他

摘 要

其他两个很有趣的病例被归入这一章,包括一例患者植入 HeartMate Ⅱ和另一例主动脉根部穿孔的患者。

HeartMate Ⅱ是一种心室辅助装置,可作为心脏移植的替代。主动脉根部穿孔是心房颤动消融术的一种医源性并发症。

11.1 HeartMate Ⅱ

男性,50 岁,有缺血性心肌病合并充血性心力衰竭、陈旧性心肌梗死伴三支冠脉病变经皮冠状动脉成形术及支架植入术后、左心室内血栓、高血压和 2 型糖尿病史。患者高热、寒战、劳力性呼吸困难。听诊:心律不齐,胸骨左缘可闻及 3/6 级收缩期杂音。

ECG:中等心室率心房颤动,室性早搏及电轴右偏。胸部 X 线片:心脏扩大,双侧胸腔积液。心导管检查:三支冠状动脉严重病变。诊断:缺血性心肌病和难治性心力衰竭、NYHA 心功能分级 Ⅲ~Ⅳ 级。建议行心脏移植,但是由于即使口服降糖药物,仍有难治性的严重高血糖,决定植入 HeartMate Ⅱ。手术:单支冠状动脉旁路移植术(SVG 至 OM)和 HeartMate Ⅱ植入。

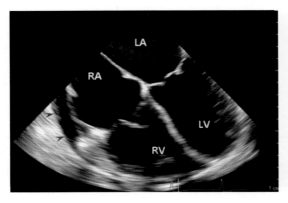

图 11.1　2D TEE 四腔心切面，显示充血性心力衰竭及左心室整体收缩功能减低、全心增大及中量心包积液（三角箭头）。

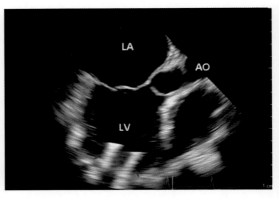

图 11.3　2D TEE 长轴切面，HeartMate Ⅱ 左心室辅助装置植入术后，显示导管（三角箭头）插入左心室心尖部。

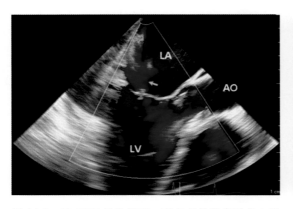

图 11.2　2D TEE 长轴切面，彩色多普勒显示充血性心力衰竭和缺血性二尖瓣中度反流（箭头）。

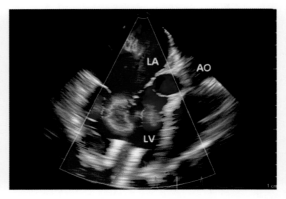

图 11.4　2D TEE 长轴切面，HeartMate Ⅱ 植入术后，彩色多普勒显示血流从左心室流入 HeartMate Ⅱ（三角箭头）。

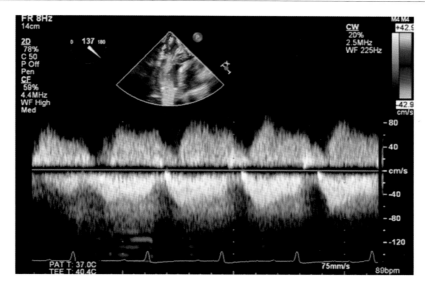

图 11.5　2D TEE,跨导管连续波多普勒频谱确认适当充盈。

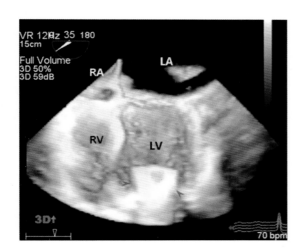

图 11.6　3D TEE 四腔心观,左心室辅助装置 Heart-Mate Ⅱ 植入术后,显示导管(三角箭头)插入左心室心尖部。

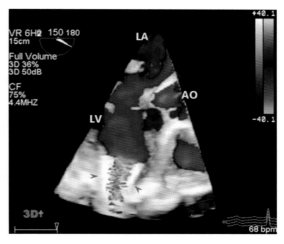

图 11.7　3D TEE 长轴观,HeartMate Ⅱ 植入术后,彩色多普勒显示心尖部导管内舒张期血流(三角箭头)。

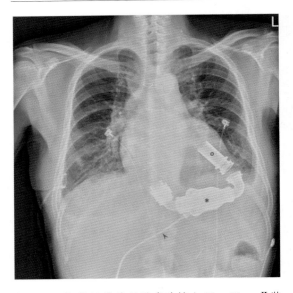

图 11.8　胸部 X 线片显示成功植入 HeartMate Ⅱ 装置，可见插入左心室心尖部的流出道(o)泵(*)，引流至升主动脉(黄色三角箭头)的流入道和与外置电池相连接的导线(红色三角箭头)。

要点

　　HeartMate Ⅱ 植入前、后行全面的经食管超声心动图检查非常必要，应防止任何 HeartMate Ⅱ 植入禁忌证，同时确认植入位置及功能。

11.2 主动脉根部穿孔

男性,71 岁,冠心病史,经皮冠状动脉介入（LAD,LCX）及三支冠状动脉旁路移植术（SVG 至第一对角支、RCA 后侧分支和 OM）术后,二尖瓣置换及三尖瓣成形术后,二尖瓣、三尖瓣大量反流。间断性心悸和劳力性呼吸困难。听诊:心律不齐,无心脏杂音。ECG:快速心室率心房颤动,陈旧性前间隔心肌梗死。患者同意行房颤消融术。在消融术中,消融电极导丝穿透右心房抵至主动脉,从而导致主动脉根部穿孔。手术:急诊医源性主动脉右心房间瘘封堵术。

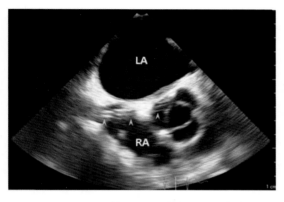

图 11.9 2D TEE 短轴切面,心房颤动消融术中,显示消融电极导丝（三角箭头）从右心房到达主动脉根部主动脉窦水平,正好在无冠窦上方。

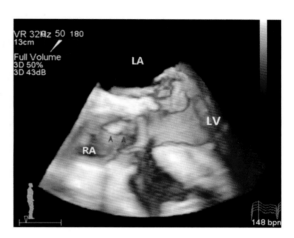

图 11.11 3D TEE,非标准五腔心观,显示消融电极导丝（三角箭头）穿透右心房抵至主动脉根部。

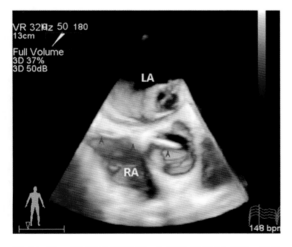

图 11.10 3D TEE 短轴观,心房颤动消融术中,显示消融电极导丝（三角箭头）穿透右心房抵至主动脉根部。

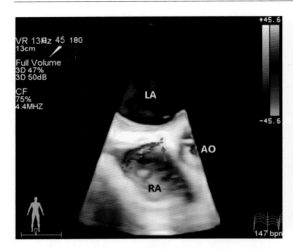

图 11.12　3D TEE 短轴观,彩色多普勒显示从主动脉到右心房的连续性分流(箭头)。⊙

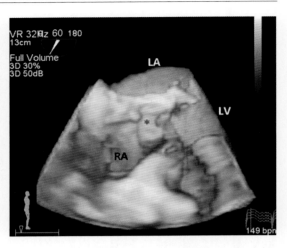

图 11.14　3D TEE 非标准五腔心观,封堵器(*)植入术后。⊙

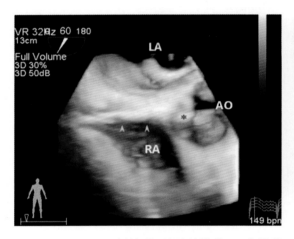

图 11.13　3D TEE 短轴观,显示封堵器(*)由导管传送(三角箭头)、释放并封堵医源性主动脉-右心房瘘。⊙

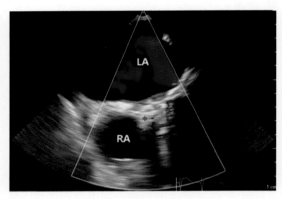

图 11.15　3D TEE 短轴观,封堵器(*)植入术后,彩色多普勒未见残余分流。

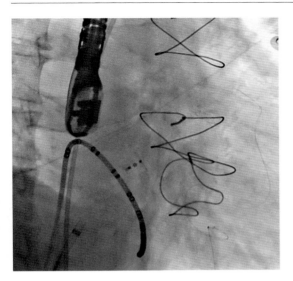

图 11.16 封堵术后 X 线透视显示释放的封堵器（*）。

推荐读物

Bansal RC, Chandrasekaran K. Real time three-dimensional transesophageal echocardiographic evaluation of aortic valve perforation. Echocardiography. 2015;32(7):1147–56.

Cheng RK, Aboulhosn J, Nsair A. Percutaneous angioplasty of stenotic outflow graft anastomosis of HeartMate II. JACC Cardiovasc Interv. 2014;7(6): 700–3.

Copeland H, Stoletniy L, et al. Implantation of HeartMate II left ventricular assist device in a single-lung patient. Ann Thorac Surg. 2015;99(6):2216–8.

Ho-Ping Y, An-Ning F, Shen-Kou T, et al. Transcatheter repair of iatrogenic aortic perforation complicating transseptal puncture for a catheter ablation of atrial arrhythmia. Acta Cardiol Sin. 2014;30:490492.

Pauwaa S, Raghuvir R, Kurien S, et al. Intermittent aortic insufficiency as an aid to diagnosing obstruction in a HeartMate II continuous-flow left ventricular assist device. ASAIO J. 2011;57(3):244–6.

要点

经食管超声心动图有助于定位消融电极导丝的位置，防止主动脉损伤并确定合适的导丝位置。

索 引